ĂN CHAY
QUA LĂNG KÍNH KHOA HỌC

Tâm Diệu

Nhà xuất bản Ananda Viet Foundation

Nguyện cầu cho muôn loài chúng sinh được sống an lạc và hạnh phúc. Nguyện cầu cho thế giới không còn chiến tranh, tàn phá và chết chóc.

.

MỤC LỤC

Thay Lời Tựa

ĐI NGHE BUỔI THUYẾT TRÌNH
VỀ ĂN CHAY
CỦA BÁC SĨ JÉRÔM BERNARD-PELLET..
Hoang Phong

Jérôme Bernard-Pellet là một bác sĩngười Pháp được một hội tâm linh Ấn độ mời thuyết trình về chủ đề ăn chaytại Hội trường số 104 đường Vaugirard - Paris, ngày 2 tháng 10 năm 2009. Là một bác sĩ và đồng thời cũng là một khoa học gia nghiên cứu về ăn chay, ông được nhiều người biết đến vì sự nhiệt tâm của ông trong các buổi thuyết trình được tổ chức khắp nơi. Ông sẵn sàng đi thuyết giảng bất cứ nơi đâu nếu có một tổ chức nào mời.

Bài viết này không có chủ đích lập lại toàn thể nội dung của buổi nói chuyện vì thật ra những lợi điểm của việc ăn chay đã từng được nhiều sách báo nói đến. Mục đích của người viết khi đi nghe là cố gắng ức đoán xem động cơ nào đã thúc đẩy Bác sĩ J. Bernard-Pellet khuyến khích việc ăn chay, đồng thời để tìm hiểu xem cử tọa đến nghe thuộc tầng lớp nào trong xã hội và họ mong đợi những gì ở buổi thuyết trình?
Trước hết người viết xin tóm lược một vài nét chính trong nội dung của bài thuyết trình và sau đó sẽ tường thuật sơ lược diễn tiến của buổi nói chuyện để làm đề tài suy tư.

1.Sơ lược nội dung buổi thuyết trình

Định nghĩa về ăn chay

Bác sĩ J. Bernard-Pellet bắt đầu buổi nói chuyện bằng cách định nghĩa thế nào là ăn chay. Theo ông thì ẩm thực của con người gồm có ba loại :
- Ăn tạp (omnivore, omnivorous) : ăn thức ăn có nguồn gốc thực vật và động vật
- Ăn chay (végétarien, végétarisme, vegetarian, vegetarianism) : không ăn « thịt » của bất cứ

một động vật nào (bất kể là heo, bò, gà, cá, sò ốc, rắn rết, côn trùng...)

- Ăn toàn chay (végétalien, végétalisme, vegan, veganism) : ăn toàn thực vật, chẳng những không ăn « thịt » của bất cứ động vật nào mà còn tránh hết các thực phẩm có nguồn gốc động vật như sữa, trứng, chất keo gelatin (trong bánh, kẹo...).

Động cơ thúc đẩy việc ăn chay

Bác sĩ J. Bernard-Pellet liệt kê các động cơ thúc đẩy việc ăn chay như sau :

- *Ăn chay vì sự sống của sinh vật* : Mỗi năm có khoảng 55 tỉ sinh vật sống trên trái đất bị giết hại để ăn thịt. Cá trong ao hồ, sông ngòi và đại dương bị giết khoảng 1000 tỉ con vừa lớn vừa nhỏ mỗi năm. [Có lẽ cũng cần nhắc thêm là dân số địa cầu gồm khoảng 6 tỉ người].

- *Ăn chay vì môi sinh* : Chăn nuôi là một trong những nguyên nhân hàng đầu làm ô nhiễm địa cầu. Một phần tư tổng số khí CO_2 thải ra trong bầu khí quyển là do gia súc chăn nuôi. Các chất phóng uế của súc vật trên đất và trong nước làm cho địa cầu trở nên ô nhiễm. Chẳng hạn như chất nitrat từ phân của súc vật và cá thải ra từ các nơi chăn nuôi kỹ nghệ đang làm cho các quốc gia Tây phương điên đầu vì không tìm được giải pháp nào hữu hiệu và quy mô để trừ khử.

- *Ăn chay để chống lại nạn đói* : Ăn thịt là một sự phí phạm lớn lao vì phải cần đến 10 gam chất đạm thực vật mới tạo được 1 gam chất đạm trong thịt cá.

- *Ăn chay vì kinh tế* và *Ăn chay trong mục đích tu tập tinh thần* : Bác sĩ J. Bernard-Pellet nêu lên hai lý do này nhưng không giải thích. Ông cho biết là vấn đề kinh tế không thuộc lãnh vực hiểu biết của ông, còn vấn đề tâm linh thì mang tính cách cá nhân.

Lợi ích của việc ăn chay

Có lẽ cũng không cần phải dài dòng về mục này vì phần đông ai cũng biết và hơn nữa đã có nhiều sách vở quảng bá những lợi ích thiết thực của việc ăn chay. Sau đây là một vài lợi ích của ăn chay liên quan đến sức khoẻ do Bác sĩ J. Bernard-Pellet nêu lên :

- Ăn chay làm giảm tỷ lệ tử vong (mortalité) và tỷ lệ mắc bệnh (morbilité) một cách rõ rệt. Tỷ lệ tử vongvà mắc bệnh giảm xuống từ 10% đến 15% đối với người ăn chay.

- Cải thiện sự thoải mái và mang lại cảm giác khoan khoái cho người ăn chay.

- Làm chậm lại hiện tượng lão hóa của các tế bào cơ thể.

- Làm giảm xuống từ 20% đến 50% các chứng bệnh sau đây : phì nộm, các bệnh tim-mạch (chứng nhói tim, nhồi máu cơ tim), huyết áp cao, tiểu đường, ung thư, các bệnh về thận, sa sút trí nhớ và giảm trí thông minh (démence), sạn thận, viêm khớp vì phong thấp, bệnh trĩ, ruột thừa...(maladies diverticulaires), bệnh thoát vị của một số cơ quan (hernie)...

Nên ăn chay như thế nào ?

Bác sĩ J. Bernard-Pellet khẳng định là cách ăn chay tốt nhất và lý tưởng nhất là cách ăn toàn chay. Ông nêu lên nhiều kết quả không chối cãi được do các khảo cứu khoa học mang lại liên quan đến sức khoẻ và sự ngăn ngừa và chữa trị đối với nhiều loại bệnh tật. Một số các kết quả ấy có thể liệt kê ra như sau :

- Tăng cường sự miễn dịch (immunité) của cơ thể và nhất là làm gia tăng sự hoạt động hữu hiệu của tuyến tụy hay tụy trạng (còn gọi là lá lách). Các khoa học gia theo dõi một số mẫu người bị bệnh tiểu đường loại 2, tức loại tiểu đường thông thường nhất nơi những người lớn tuổi, số người này chỉ cần ăn toàn chay trong một thời gian ngắn thì tình trạng bệnh lý sẽ được cải thiện một cách nhanh chóng, mặc dù phần lớn bệnh tiểu đường mang tính cách di truyền.

- Các khoa học gia còn quan sát, phân loại và so sánh ảnh hưởng của việc ăn chay tùy theo các nhóm người được đem ra thử nghiệm : nhóm không ăn chay, nhóm ăn chay, nhóm ăn toàn chay..., các nhóm người này còn được phân chia theo tuổi tác, nghề nghiệp, địa lý, chủng tộc, môi trường (sống ở thành thị hay thôn quê)... Thí dụ như ở Mỹ, trẻ con mới tám tuổi đã bị bệnh tiểu đường loại 2 vì ăn quá nhiều bánh mì và thịt bò xay (hamburger), bánh ngọt (trứng, đường, bơ) và uống quá nhiều coca-cola (đường). Các kết quả nghiên cứu đều cho thấy các mẫu người thuộc nhóm ăn toàn chay có sức khoẻ tốt hơn hết, trong số những người này nếu có ai mang sẵn các chứng bệnh như tiểu đường, áp huyết cao... thì bệnh tình của họ cũng thuyên giảm một cách rõ rệt.

Các thức ăn chay có thiếu chất đạm (protein) và chất sắt hay không?

Theo bác sĩ J. Bernard-Pellet thì người ăn chay ăn nhiều chất đạm (protein) hơn sự cần thiết của cơ thể rất nhiều. Ngay cả súc vật chăn nuôi nói chung cũng hấp thụ chất đạm ba lần nhiều hơn nhu cầu cần thiết. Chất đạm là các phân tử amino axit kết hợp lại và tạo ra cấu trúc của các tế bào. Thông thường cókhoảng 20 loại protein khác nhau trong thực phẩm, nhưng thật sự cơ thể chỉ cần đến 8 loại protein chính. Một phụ nữ cân nặng 50 kg chỉ cần hấp thu mỗi ngày 40 gam protein là đủ. Các loại protein có thể tìm thấy trong rau đậu và ngũ cốc.

Bác sĩ J. Bernard-Pellet không tiếc lời tán dương phẩm tính của đậu nành. Theo ông thì đậu nành là một thứ thực phẩm rất giàu các loại protein và có khả năng chống lại các độc tố histamin. Đậu nành hàm chứa tất cả tám thứ protéin cần thiết và được xếp vào loại thực phẩm lý tưởng nhất cho người ăn chay, nhất là ăn toàn chay vì đậu nành có thể thay thế sữa và các thực phẩm biến chế từ sữa. Đậu nành ngăn ngừa rất hiệu quả nhiều chứng bệnh mãn tính chẳng hạn như các bệnh ung bướu, nhất là ung thư vú, ung thư tuyến tiền liệt... Đậu nành còn làm chắc xương và tránh được bệnh xốp xương của phụ nữ khi mãn kinh...

Ngoài các đặc tính ngừa bệnh trên đây nhờ vào các chất protein (36%), gluxit (30%) và lipit (18%) trong hạt đậu khô, thì đậu nành còn chứa nhiều loại hormon có cấu trúc rất gần với hormon oestrogen, tức là loại hormon gây động dục nơi con người. Các nguyên tố này gọi là isoflavon, chúng tác động giống như hormon oestrogen trong việc ngăn ngừa và chữa trị ung thư vú, tử cung, tiền liệt tuyến và đại tràng.
Đối với chất sắt thì Bác sĩ J. Bernard-Pellet cho biết là các loại đậu khô và đậu nành, hạnh nhân... đều chứa chất sắt, các loại rau như cải bắp, rau dền, cải hoa (brocoli)... cũng rất giàu chất sắt.

Một vài điều cần lưu ý cho người ăn chay :

Theo Bác sĩ J. Bernard-Pellet trên thực tế ăn chay không có trở ngại hay khó khăn gì cả vì ăn chay đơn giản hơn lối ăn tạp rất nhiều. Không cần phải là chuyên gia về ăn chay mới biết cách ăn chay. Tuy nhiên trong phần này Bác sĩ J. Bernard-Pellet cũng nêu lên tất cả các loại thuốc cần thiết bổ khuyết thêm cho người ăn chay cũng như người ăn tạp, chẳng hạn như các loại vitamin B12, vitamin D, Omega-3... Ông cũng nêu lên các tên thuốc liên quan đến các loại vitamin ấy và cho biết cả phân lượng cần thiết, cách dùng v.v. Ông còn cho biết thêm có hai loại thuốc Omega-3 khác nhau, một thứ được bào chế hoàn toàn từ dầu thực vật, một thứ khác lấy từ dầu cá.

Các vấn đề khó khăn liên hệ đến việc ăn chay :

Các khó khăn chính trong việc ăn chay :

- Thay đổi thói quen của chính mình khi phải chuyển từ lối ăn tạp sang lối ăn chay

- Giải thích với những người chung quanh tại sao mình lại quyết định ăn chay

- Tìm thức ăn chay khi ra khỏi nhà hoặc khi đi xa

Bác sĩ J. Bernard-Pellet còn cho biết qua kinh nghiệm của ông thì số bác sĩ hiểu biết tường tận về ăn chay và ăn toàn chay rất hiếm. Một số lớn các bác sĩ vì không nắm vững về vấn đề ăn chay nên thường hay khuyên mọi người không nên chọn lối ẩm thực này. Bất cứ vấn đề gì không hiểu biết tường tận thì thường làm cho người ta sợ hãi. Y khoa là một ngành học mênh mông vì thế không phải bất cứ vị bác sĩ nào cũng đủ sức hiểu biết tất cả. Các công cuộc khảo cứu y khoa quốc tế đều công nhận những lợi điểm về ăn chay, và sau đây là câu tuyên bố chung của các hiệp hội Hoa kỳ, Gia nã đại và Pháp (APSARES) về dinh dưỡng :

" Các lối ăn chay (kể cả ăn toàn chay) nếu được thực hiện đúng đắn sẽ rất tốt cho sức khoẻ, thích hợp trên phương diện dinh dưỡng và hiệu quả trên phương diện phòng ngừa và trị

liệu một số bệnh tật" (Les régimes végétariens (y compris le végétalisme) menés de façon appropriée sont bons pour la santé, adéquats sur le plan nutritionnel et bénéfiques pour la prévention et le traitement de certaines maladies)

Bác sĩ J. Bernard-Pellet còn cho biết thêm một số các trang trên mạng Internet chỉ dẫn về việc ăn chay, cách nấu ăn các món chay và cách chọn lựa các thực phẩm chay.

Tóm lược phần kết luận của Bác sĩ J. Bernard-Pellet :

Các dữ kiện và những điều khẳng định do ông nêu lên trong buổi thuyết trình đều được căn cứ vào các tài liệu y khoa quốc tế. Riêng ông thì ngoài các công cuộc khảo cứu, ông còn mổ xẻ hơn 2000 tài liệu khoa học liên quan đến vấn đề ăn chay và một số lớn các tài liệu này được lưu trữ trong Thư viện quốc gia Hoa kỳ về Y khoa, bất cứ ai cũng có thể tìm thấy các tài liệu ấy trên mạng Internet www.pubmed.org. của thư viện khổng lồ này. Vì thế nếu có ai muốn kiểm chứng những điều ông nói hoặc muốn tìm hiểu thêm về ăn chay thì có thể truy lùng các nguồn tư liệu trên đây.

Tóm lại theo ông thì quan điểm của hiệp hội dinh dưỡng Hoa kỳ về ăn chay là quan điểm có giá trị toàn cầu mà chúng ta có thể tin tưởng được. Công việc nghiên cứu của hiệp hội này rất khoa học và các kết quả mang lại có thể sử dụng như những tài liệu dẫn chứng đứng đắn và hùng hồn nhất.

2- Một vài cảm nghĩ sau khi tham dự buổi thuyết trình

Diễn tiến của buổi thuyết trình :

Buổi thuyết trình khởi sự lúc 14 giờ 15 phút, cử tọa khoảng 40 người. Con số cử tọa như thế cũng tương đối khá đông so với chủ đề thuyết trình và nhất là buổi nói chuyện do một hội tâm linh ít người biết đến đứng ra tổ chức. Phần lớn người đến nghe thuộc vào lứa tuổi khoảng từ 40 đến 60 và hầu hết là phụ nữ, chiếm khoảng ¾ cử tọa. Những người đến nghe tỏ ra là những người thuộc tầng lớp trung lưu và có trình độ kiến thức khá cao.

Buổi thuyết trình được diễn ra gần như dưới hình thức bàn tròn vì người tham dự đặt nhiều câu hỏi và nêu lên những thắc mắc của mình trong khi Bác sĩ Bernard-Pellet đang thuyết trình. Bầu không khí rất cởi mở, Bác sĩ J. Bernard-Pellet tỏ ra rất kiên nhẫn, từ tốn và trả lời tất cả các câu hỏi mặc dù có nhiều câu khá lạc đề.

Bác sĩ J. Bernard-Pellet chấm dứt phần thuyết vào lúc 15 giờ 45 phút và sau đó thì cử tọa tranh nhau nêu lên đủ mọi thứ câu hỏi. Buổi thuyết trình chấm dứt vào lúc 18 giờ. Bác sĩ J. Bernard-Pellet lúc nào cũng tỏ ra điềm đạm và không nóng nảy, mặc dù buổi thuyết trình kéo dài gần 4 giờ liên tiếp.

Các chủ đề không được khai triển :

Trong số các lý do thúc đẩy việc ăn chay thì Bác sĩ J. Bernard-Pellet có nêu lên hai lý do khá quan trọng nhưng ông lại không khai triển, lý do thứ nhất là ăn chay vì kinh tế và lý do thứ hai là ăn chay vì tu tập tâm linh. Quả thật đây là hai lý do rất tế nhị.

Tại sao kinh tế lại là một lý do liên hệ đến việc ăn chay ? Chúng ta đều hiểu rằng một phần kinh tế của các nước tân tiến ngày nay dựa vào việc chăn nuôi kỹ nghệ và sản xuất thực phẩm biến chế từ gia súc. Hình ảnh người nông dân chăn nuôi với tính cách gia đình trong nông trại của mình là một hình ảnh lỗi thời đối với các nước tân tiến ngày nay. Người nông dân phải sản xuất thật quy mô theo lối kỹ nghệ mới đủ sống. Sự lệ thuộc vào kỹ thuật bắt buộc họ phải vay mượn ngân hàng để trang bị và cải tiến. Nợ nần là một áp lực bắt họ phải liên tục gia tăng sản xuất đưa đến tình trạng dư thừa thực phẩm. Dư thừa làm giá cả hạ thấp, giá cả càng xuống thấp thì người nông dân và các tổ hợp chăn nuôi lại càng phải gia tăng sản xuất nhiều hơn nữa để trả nợ ngân hàng và giữ mức lời tạm gọi là tương xứng với sự đầu tư của họ.

Cái vòng lẩn quẩn đó đã nô lệ hóa người nông dân và đồng thời cũng tạo ra một vấn đề nan giải cho các quốc gia tân tiến, vì chính phủ phải trợ cấp thường xuyên cho họ. Trợ cấp chỉ là một giải pháp vá víu, kết quả là người nông dân vẫn tiếp tục biểu tình đòi hỏi chính phủ phải giải quyết sự thua lỗ của họ. Họ kéo nhau lái máy kéo, máy cày nghênh ngang giữa đường phố làm tắc nghẽn lưu thông, hoặc ủi sập các tòa nhà hành chính địa phương, và gần đây họ đã đổ hàng triệu lít sữa ra đường cái, trong ruộng đồng để bày tỏ sự phẫn nộ của họ.

Trong khi đó thì hàng triệu gia súc bị cắt cổ, thọc huyết, hoặc bị bắn vào đầu bằng những súng sáng chế riêng để giết chúng... Chúng giẫy chết trong yên lặng trước khi được đưa vào các dây chuyền xẻ thịt và biến chế thực phẩm. Những con thú bị giết không có một hy vọng nào có thể trốn thoát và cũng không đủ trí thông minh để bày tỏ sự phẫn nộ của mình như những người chăn nuôi chúng. Đấy là chưa kể những khổ đau mà chúng phải gánh chịu do các kỹ thuật chăn nuôi kỹ nghệ ngày nay.

Có thể trên đây là lý do ăn chay vì kinh tế mà Bác sĩ J. Bernard-Pellet đã nêu lên mà ông không giải thích (?). Sự yên lặng của ông có lẽ cũng dễ hiểu vì ăn chay để chống lại một xã hội tiêu thụ và biến cải một nền kinh tế điên rồ chỉ biết dựa vào sự gia tăng sản xuất như một phương tiện sống còn thì quả thật việc ăn chay sẽ là một lý do quá yếu ớt không hội đủ sức mạnh tương xứng.

Mặt khác, ăn chay vì lý do tu tập tâm linh lại mang tính cách nội tâm và cá nhân nhiều hơn, và cái lý dođó chỉ có thể phát sinh từ một hạt giống trong lòng mỗi người. Vì thế cũng có thể giải thích phần nào sự yên lặng của Bác sĩ J. Bernard-Pellet, nếu ông mang cái lý do đó để thuyết phục mọi người thì có thể chỉ làm trò cười cho thiên hạ và chưa chắc đã có ai đến dự những buổi thuyết trình của ông. Trong các xã hội Tây phương con người thường bị chi phối bởi sự ích kỷ và những giá trị bên ngoài, mà có rất ít người biết khơi động những xúc cảm từ bi trong lòng mình. Đấy là chưa kể đến ảnh hưởng giáo dục và truyền thống tín ngưỡng lâu đời của họ. Đối với họ, con người là trung tâm của vũ trụ, và sự hiện hữucủa tất cả các sinh vật khác chỉ có mục đích phục vụ cho họ mà thôi.

Nội dung các câu hỏi :

Trong suốt phần trình bày và trong hơn hai giờ thảo luận, không thấy có một câu hỏi nào liên quan đếnnhững động cơ thúc đẩy việc ăn chay khác hơn động cơ tìm kiếm sức khoẻ riêng cho cá nhân mỗi người. Chẳng hạn như các câu hỏi : tôi bị dị ứng bởi loại rau đậu này hay loại rau đậu khác, phải nấu ăn như thế nào để giữ được chất bổ dưỡng trong rau đậu, loại thuốc nào tốt nhất để có thêm chất vôi, phân lượng phải như thế nào, có thể dùng liên tục hay không, uống dư thừa vitamin có hại hay không...v.v. Chưa kể rất nhiều câu hỏi lạc đề hay bên cạnh vấn đề, chẳng hạn như : có nên chích ngừa cúm heo A H1N1 hay không, đậu nành được xếp vào loại rau đậu (légumineux) hay ngũ cốc (céréale)...

Tóm lại tất cả các câu hỏi của cử tọa đều hướng vào sự duy trì và cải thiện sức khoẻ của cá nhân mình. Tuy thế bác sĩ J. Bernard-Pellet vẫn trả lời tất cả các câu hỏi ấy một cách rất vui vẻ, tôi hết sức khâm phục sự kiên nhẫn của ông. Trong khi đó có những thắc mắc trong lòng tôi và biết đâu có thể đấy cũng là những những thắc mắc trong lòng ông nữa, nhưng kể cả ông và tôi không có ai có thể trình bày ra được, vì lý do là những thắc mắc đó rất sâu xa, vượt lên trên cả cái sức khoẻ và sự an lành của cá nhân mỗi người. Tôi mạn phép được ước đoán những thắc mắc trên đây trong lòng của bác sĩ J. Bernard-Pellet dựa vào vào những hoạt động hăng say của ông trong công tác quảng bá việc ăn chay.

Một câu hỏi thích đáng :

Gần sáu giờ chiều bỗng có một bà khá lớn tuổi nêu lên câu hỏi như sau : « *Ông là một bác sĩ, vậy vì lý do gì mà ông ăn chay ?* ». Câu hỏi không được rõ ràng lắm, theo tôi hiểu có lẽ bà ấy muốn nói : « *Ngoài lý do sức khoẻ như ông vừa trình bày thì còn có lý do nào khác thúc đẩy ông ăn chay ?* ». Dù sao thì sau khi nghe câu hỏi ấy, những nét vui vẻ hiện lên trên nét mặt của ông.

Hai mắt ông sáng hẳn lên và ông đã trả lời một cách thật trịnh trọng như sau :

«- Bà có biết không, gia đình cha mẹ tôi làm nghề chăn nuôi súc vật để giết thịt. Tôi đã thấy quá nhiều máu chảy và sự đau đớn. Tôi không còn ăn thịt được nữa ».

Lúc đó tôi mới đưa tay và xin phát biểu như sau :

- Thưa bác sĩ và tất cả quý vị, có ai trong số quý vị biết Lamartine là người ăn chay hay không ? ».
Tất cả mọi người đều ngạc nhiên trước câu hỏi khá bất ngờ của tôi, họ giữ yên lặng và có vẻ chờ đợi. Bỗng bác sĩ J. Bernard-Pellet cất lời hỏi tôi :

- Có phải ông muốn nói đến thi sĩ Lamartine hay không ?

- Đúng như thế, đó là văn sĩ và thi hào Lamartine thuộc cuối thế kỷ XVIII và đầu thế kỷ XIX. Có một lần khi ông còn bé, mẹ ông đã dắt ông ra phố và khi hai mẹ con đi ngang một lò sát sinh, ông thấy những người đồ tể hai tay đầy máu đang giết những con vật trong nhà, máu me chảy ra lênh láng tận ngoài sân. Hình ảnh đó đã làm cho ông khiếp sợ vô cùng ».
Bác sĩ J. Bernard-Pellet tỏ vẻ chú tâm đặc biệt vào câu chuyện tôi vừa kể, và ông đã nói với tôi như sau :
- Cám ơn ông thật nhiều, tôi không hề được biết về câu chuyện này.

Hóa ra động cơ thúc đẩy việc ăn chay của bác sĩ J. Bernard-Pellet cũng khá giống với trường hợp của thi hào Lamartine.

Lời kết :

Thật sự thì cũng ít có ai biết câu chuyện trên đây. Sở dĩ tôi biết được chuyện ăn chay của thi hào Lamartine là vì tình cờ mua được một quyển sách khá xưa trong một dịp hội chợ bán đồ cũ tổ chức trong vùng tôi cư trú. Tựa quyển sách là « **Những bà mẹ của các danh nhân** » (Les mères des Grands hommes), tác giả là Maurice Bloch, do nhà xuất bản Ch. Delagrave Paris phát hành năm 1885.

Trong quyển sách ấy có kể chuyện về cậu bé Lamartine và mẹ của cậu. Tôi xin dịch và tóm lược ra đây vài đoạn thuộc các trang 158 và 159 như sau :

[...] Bà [tức là mẹ của Lamartine] nuôi con bằng lối ăn chay cho đến khi ông lên 12 tuổi, bà chỉ cho ông ăn bánh mì, sữa, rau và hoa quả. Tuyệt đối không một miếng thịt nào.
....
Và tiếp theo đây là lời kể chuyện của cậu bé Lamartine :
Một hôm mẹ tôi tình cờ dẫn tôi đi ngang <u>một lò sát sinh</u>. Tôi trông thấy những người đồ tể hai cánh tay để trần nhuộm đầy máu đang đập chết một con bò, các người khác thì đang giết bê và cừu. Những suối máu bốc khói chảy lênh

láng khắp nơi. Tôi kéo tay mẹ tôi đi cho nhanh để tránh xa nơi này.

Tác giả quyển sách còn cho biết là sau đó thì cậu hết sức sợ hãi và ghê tởm mỗi khi trông thấy thịt nấu chín.

....

Ít lâu sau thì gia đình cậu gởi cậu vào trường nội trú, cậu hết sức khổ sở vì phải ăn những thức ăn giống như các đứa trẻ khác dưới sự canh chừng của các thầy giáo mà cậu gọi họ là những tên cai ngục. Cũng cần nói thêm là vào thời bấy giờ trường học và việc giáo dục rất nghiêm khắc vì được đặt dưới sự quản lý của những người tu hành.

Một hôm cậu bỏ trốn. Sau khi phát giác ra sự vắng mặt của cậu thì nhà trường sai người đổ đi tìm. Người ta tìm được cậu đang đói lả và đang ngồi trong một quán ăn trước một dĩa trứng chiên mà cậu chưa kịp ăn. Người ta lại lôi cậu về trường và giam cậu vào một nơi riêng.

Nhưng hai tháng sau thì nhà trường chịu không nổi trước thái độ của cậu và đành dẫn giao trả cậu cho cha mẹ.

Trước cảnh tượng khổ đau, có những người xúc động không chịu nổi, tuy nhiên cũng có những người thản nhiên, chẳng hạn như những người đồ tể. Thật ra thì tất cả chúng ta đều hàm chứa những xúc cảm từ bi, nhưng những xúc cảm đó lại bị che lấp quá sâu kín trong lòng một số người. Tu tập có nghĩa là khơi động những xúc cảm đó trong lòng mình để không khiến mình giống như những người đồ tể đáng thương. Những xúc cảm ấy có thể sẽ giúp cho mỗi người trong chúng ta cảm nhận được những rung cảm của thi hào Lamartine đã từ hai trăm năm trước nhưng đến nay vẫn còn bàng bạc qua những trang sách và những vần thơ của ông. Những xúc cảm ấy trong lòng chúng ta biết đâu cũng có thể đã khiến chúng ta đi nghe một buổi thuyết trình của bác sĩ J. Bernard-Pellet được tổ chức ở một nơi nào đó. Thương lắm thay cho những người đồ tể, vì họ vẫn là những người đồ tể suốt đời.

Bures-Sur-Yvette (France), 14.11.09
Hoang Phong

I

THỰC PHẨM CÓ NGUỒN GỐC TỪ THỰC VẬT: NỀN TẢNG CỦA SỨC KHỎE

Hai căn bệnh gây chết người nhiều nhất tại Hoa Kỳ là bệnh tim mạch và bệnh ung thư. Bệnh tim mạch bao gồm nghẽn mạch vành tim (coronary artery disease), nhồi máu cơ tim (heart attack), tai biến mạch máu não (nhồi máu não) (stroke), suy tim (congestive heart failure), và nghẽn mạch máu chân. Bệnh ung thư bao gồm ung thư vú, ung thư đại tràng và trực tràng, ung thư dạ dày, ung thư tuyến tiền liệt và các bệnh ung thư khác.

Cả hai loại bệnh trên, theo các nghiên cứu khoa học cho biết, đều có liên hệ mật thiết với thực phẩm nhiều chất đạm thịt và nhiều chất béo, bao gồm cả chất béo bão hòa, chất béo không bão hòa, chất cholesterol mà chúng ta ăn hàng ngày.

Được biết khi chúng ta ra đời, toàn bộ hệ thống mạch máu của chúng ta sạch sẽ, máu luân lưu dễ dàng và trái tim bơm máu làm việc bình thường. Dần dà theo thời gian mạch máu chúng ta nhỏ dần lại do chất cholesterol xấu LDL tích tụ xung quanh bờ thành mạch máu, và do đó trái tim phải bơm mạnh hơn, gây áp xuất máu gia tăng, đây gọi là áp huyết cao (high blood pressure) và là yếu tố nguy hiểm chính trong các yếu tố nguy hiểm dẫn đến bệnh tim mạch.

Lượng cholesterol trong máu được cung cấp bởi hai nguồn: (1) thực phẩm do chúng ta ăn từ bên ngoài, và (2) do sự chế tạo của gan qua sự kích thích chất béo bão hòa.

Nếu chúng ta ăn nhiều thực phẩm chứa nhiều cholesterol như mỡ, thịt, nội tạng của thú vật (gan, lòng, tim, cật), tôm, cua, bơ, sữa, trứng thì sẽ dễ bị cao cholesterol.

Vì gan của chúng ta chế tạo ra chất cholesterol qua sự kích thích chất béo bão hòa. Do đó, dầu thảo mộc hay chất mỡ động vật cũng làm tăng cholesterol.

Nếu gan của chúng ta tạo ra nhiều cholesterol mặc dù chúng ta ăn ít thực phẩm chứa chất cholesterol hay ít dầu, mỡ thì lượng cholesterol trong máu cũng sẽ tăng cao.

Gan tạo ra nhiều hay ít cholesterol sẽ tùy thuộc vào yếu tố di truyền (genetics). Những yếu tố khác như ít tập thể dục và mập cũng có thể làm gia tăng lượng cholesterol trong máu.

Thật ra cholesterol là một chất cần thiết cho cơ thể. Tuy nhiên khi lượng cholesterol lên cao, nó sẽ trở thành nguy hiểm. Chúng làm các mạch máu nhỏ hẹp lại, để cuối cùng làm tắc nghẽn các mạch máu này. Quá trình này diễn tiến âm thầm, chậm chạp qua nhiều năm tháng. Tùy theo nơi bị tắc nghẽn mà triệu chứng thay đổi khác nhau.

Khi mạch máu tim bị nghẹt người bệnh thường cảm thấy tức ngực phía bên trái. Kèm theo cơn đau là cảm giác khó thở, ra mồ hôi. Đây là dấu hiệu báo trước chúng ta sẽ bị nguy hiểm vì chứng nhồi máu cơ tim (heart attack) có thể xảy ra.

Khi mạch máu dẫn tới bộ óc, trung tâm điều khiển mọi hoạt động của con người, bị tắc nghẽn thì phần cơ thể tương ứng sẽ bị tê liệt. Thường thấy nhất là nửa thân người bỗng nhiên bị bại xuội, đồng thời không nói được. Nhiều khi bệnh xuất hiện như những cơn tê nhẹ thoáng qua ở một bên người. Đây là dấu hiệu báo động cho một tai họa có thể xảy ra bất cứ lúc nào. Tai họa này có thể là chứng bán thân bất toại như kể trên hay là một cơn hôn mê trầm trọng có thể nguy hiểm đến tính mạng.

Hiện tại phương pháp chữa trị chứng cao cholesterol bằng cách uống thuốc, chỉ có tác dụng ngăn cản hay làm chậm lại sự tiến triển của căn bệnh. Chưa có phương cách nào hàn gắn các tổn hại trên các mạch máu này. Vì thế phòng ngừa bằng cách ăn uống đúng cách và tập luyện thể lực lẫn tinh thần thường xuyên là phương pháp hay nhất để chống lại các biến chứng nguy hiểm của bệnh cao cholesterol.

Đối với bệnh ung thư, các nhà khoa học cũng cho biết mỡ động vật như mỡ heo, mỡ bò, và bơ sữa, chứa một hàm lượng lớn chất cholesterol và chất béo bão hòa (saturated fat), có khuynh hướng thúc đẩy một số tế bào ung thư nào đó phát sinh, nhất là ung thư vú. Sự chuyển hóa thành năng lượng của chúng có tác dụng đối với kích thích tố nữ, mà kích thích tố nữ lại có tác dụng thúc đẩy sinh ra ung thư vú, ung thư thân tử cung và ung thư buồng trứng.

Các nhà khoa học ở khắp nơi trên thế giới đã mất nhiều chục năm để tìm ra nguyên nhân gây nên hai loại bệnh trên và họ kết luận rằng chỉ có một chế độ dinh dưỡng ít chất béo, nhiều ngũ cốc lứt (nguyên chất, chưa chế biến), rau đậu, trái cây tươi và các thức ăn giàu chất xơ khác có thể giúp ngăn ngừa các bệnh tim mạch và ung thư. Họ cũng khẳng định chế độ ăn nhiều thịt, cá,và bơ, sữa, của người Tây Phương không thể nào không sinh ra bệnh được, bởi vì chức năng sinh lý của con người thích hợp nhất với một chế độ dinh dưỡng bằng thực phẩm từ nguồn thực vật. Báo Newsweek, trong số đầu của thập niên 1980 đã cảnh giác: "*Thực đơn quá dồi dào của người Hoa Kỳ đã là nguyên nhân của nhiều chứng bệnh nghiêm trọng và sẽ còn tệ hại hơn nữa. Các nhà nghiên cứu nay đã được thấy rõ thực phẩm của họ trên bàn ăn là nguyên nhân chính của các căn bệnh tim mạch và ung thư.*"

Bác sĩ Neal Barnard, M.D., bác sĩ Dean Ornish, M.D., bác sĩ McDougall, M.D., và bác sĩ Mitchel Gaynor, M.D., là bốn vị bác sĩ trong số các vị bác sĩ nổi tiếng của hậu bán thế kỷ thứ 20, đã đi tiên phong trong việc phòng ngừa và trị liệu bệnh tật bằng thực phẩm rau đậu củ quả, một thứ alternative foods cho alternative medecine. Cả bốn vị bác sĩ đã xuất bản rất nhiều sách viết về cách phòng ngừa bệnh tim mạch và ung thư bằng thực phẩm rau đậu củ quả. Họ khuyên bệnh nhân nên *bỏ ăn thịt cá, chỉ nên ăn rau, đậu, ngũ cốc lứt, trái cây, luyện tập thể lực và tinh thần thường xuyên.*

Thực phẩm rau đậu củ quả, mà dân chúng Hoa Kỳ quen gọi là "*healthy foods*" mang lại cho chúng ta nhiều lợi ích về sức khỏe, có khả năng làm giảm chất cholesterol trong máu, tức giảm thiểu mức độ lâm bệnh tim mạch. Ngoài ra chúng cũng có khả năng ngăn ngừa các bệnh ung thư, bệnh tiểu đường, bệnh xốp xương cùng là các triệu chứng rối loạn tiền mãn kinh nơi phụ nữ. Các nhà khoa học thuộc các nghiên cứu học viện Hoa Kỳ NCI, NRC, và PCRM, khuyên chúng ta sáu điều: (Soạn giả tổng hợp)

1.**Không ăn nhiều chất béo** nói chung, và nên loại bỏ hoàn toàn chất mỡ thịt động vật, vốn sẵn chứa nhiều chất cholesterol và chất béo bão hòa (saturated fat).

2. **Nên ăn nhiều và thường xuyên các thực phẩm rau, đậu, ngũ cốc lứt và trái cây có tiềm năng chống ung thư**: Những loại rau có mầu đậm như xanh đậm và vàng hay đỏ, có chứa phytochemicals: beta carotene, carotenoids,

dithiolthiones, lycopene, lutein, genistein, isoflavones; vitamin C, E, folic acid, calcium, và nhiều chất bổ dưỡng khác, như broccoli, bí rợ (kabocha), khoai lang (sweet potato, yam), cà rốt, cà chua, hột đậu nành, vân vân. Những thứ này đều có tác dụng nâng cao khả năng loại tế bào chống tế bào ung thư, chống lại sự tấn công của sự ốc xít hóa, đồng thời có tác dụng thúc đẩy nhu động của ruột, thải bỏ nhanh chất độc hại ra khỏi cơ thể. Những thức ăn khác như hành, tỏi, cần tây có chứa chất allyl sulfides cùng những thức ăn có chứa nhiều chất selenium, axit folic, và những loại có chứa nhiều chất molybdemum, như bí đỏ, rau cải trắng vân vân cũng có tác dụng chống ung thư.

3. Ăn nhiều loại thực phẩm khác nhau: Trong thức ăn thiếu một thành phần nào đó lâu dài dễ gây ung thư như thiếu các loại viatmin A, vitamin B2, vitamin C, vitamin E, và chất xơ, trong thời gian dài có thể dẫn đến ung thư ruột và ung thư dạ dày. Vì vậy trong khẩu phần ăn hàng ngày cần phải làm cho cơ thể hấp thu đủ các loại chất dinh dưỡng, vitamin, chất khoáng, chất xơ, và nước đầy đủ mới có thể sống khoẻ mạnh, chống được bệnh tật, nhất là bệnh ung thư. Nên nhớ là không có bất kỳ một loại thực phẩm đơn độc nào bao hàm đầy đủ các chất dinh dưỡng mà cơ thể cần đến.

4. Nên thay đổi thói quen ăn uống không hợp lý, như thích ăn các thức ăn quá cay, quá chua, quá nóng, quá lạnh hoặc quá cứng, ăn như vậy sẽ kích thích hệ thống ruột và niêm mạc dạ dày, dễ sinh viêm, hình thành những ổ loét, tạo cơ sở sinh bệnh ung thư. Tránh ăn nhanh, nuốt vội, làm cho nước bọt không tiết ra đầy đủ, gây trở ngại cho tiêu hoá và không phát huy được tác dụng chống ung thư của nước bọt. Tránh ăn nhiều và thường xuyên các loại thức ăn chiên, nướng, hun khói cũng như các loại dưa muối, vì những thức ăn này có thể sinh ra chất gây mầm mống ung thư.

5. Những thực phẩm khô, như bắp, đậu phộng, đậu nành, gạo v...v... để lâu bị mốc, có thể sinh ra chất corporin. Chất này chịu được nhiệt độ cao, chịu được axít, khi nấu ăn, khó có thể phá huỷ được nó. Chính nó lại là chất gây mầm mống ung thư. Cho nên phải cẩn thận, khi bị mốc, phải vo, đãi, rửa nhiều lần thật sạch và nấu bằng nồi áp suất mới có thể giết chết được các mầm mốc, phá huỷ được chất corporin.

6. Cần bỏ hẳn rượu và thuốc lá: Thực tế hút thuốc lá gây nên ung thư đã được cả thế giới công nhận. Người nghiện thuốc lá hoặc hút nhiều thuốc lá dễ bị ung thư phổi. Uống rượu có tác dụng kích thích trực tiếp rất mạnh đối với dạ dày, dễ gây viêm dạ dày. Người nghiện rượu, tỷ lệ phát sinh viêm dạ dày tới 80%. Lượng rượu nhiều vào cơ thể sẽ sinh xơ cứng gan, dễ phát triển thành ung thư gan. Đặc biệt vừa uống rượu, vừa hút thuốc là cực kỳ nguy hại đối với sức khoẻ con người.

Trong sáu điều khuyến cáo trên, có hai điều quan trọng đầu tiên đã được bác sĩ Neal D. Barnard, M.D., khai triển thành một chính sách dinh dưỡng mới "*The New Four Food Group*" cho người dân Hoa Kỳ vào năm 1991. Ông và hội đồng y khoa gồm 3.400 bác sĩ, do ông làm chủ tịch, đã khuyên chúng ta nên thiết lập một kế hoạch ăn uống cho có đầy đủ chất bổ dưỡng để bảo vệ sức khỏe và ngăn ngừa bệnh tật bằng cách: (1) Thay thế hoàn toàn các thực phẩm có nguồn gốc thịt động vật (animal sources) bằng các thực phẩm có nguồn gốc thực vật (plant foods). (2) Thay thế các thực phẩm tinh lọc (refined foods) và thực phẩm biến chế (processed foods) bằng thực phẩm nguyên chất chưa tinh lọc (unrefined foods). (3) Giảm các thực phẩm đóng hộp hay thay thế hẳn các thực phẩm này bằng thực phẩm tươi (fresh), đông lạnh (frozen) và khô.

Thực phẩm có nguồn gốc thịt động vật bao

gồm thịt, cá, chim, tôm, cua, sò, ốc, hến và trứng bơ, cheese, sữa; chứa nhiều chất cholesterol, chất béo bão hòa, chất đạm và hầu như không có chất xơ (fiber) và chất carbohydrate. Trong khi đó thực phẩm có nguồn gốc thực vật, không những không có chất cholesterol, mà lại có rất ít chất béo bão hòa và có chứa rất nhiều chất xơ cũng như nhiều chất đường complex carbohydrate. Ngoài ra, lại còn có nhiều chất phytochemical, một loại hóa chất tự nhiên có tiềm năng chống ung thư.

Thực phẩm tinh lọc và biến chế ăn ngon miệng, nhưng giảm giá trị dinh dưỡng và làm mất đi rất nhiều chất xơ. Thí dụ như các loại bột, gạo trắng, và đường cát trắng v..v... Dầu thảo mộc cũng được xem là loại thực phẩm tinh chế vì nó được biến chế từ hạt bắp ngô, đậu nành, mè, olive, và các thực vật khác. Khi lấy chất dầu người ta đã loại bỏ nhiều chất dinh dưỡng như protein, chất sinh tố vitamin, và chất xơ.

Để thực hiện điều đó, bác sĩ Neal D. Barnard đã đề ra bốn nhóm thực phẩm mới (Four New Food Groups), thay thế hoàn toàn cho thịt cá như sau:

Nhóm Ngũ Cốc Nguyên Chất (whole grains), bao gồm gạo lứt tẻ (brown rice), gạo lứt nếp (sweet brown rice), bánh mì lát làm bằng bột lúa mì nguyên chất (whole wheat), bột mì nguyên chất (whole flour), yến mạch xay (rolled oats), hạt kê (millet) và lúa mạch (barley). Những thứ này chứa nhiều chất xơ, đường complex carbohydrates, và có một số chất sinh tố vitamin B, vitamin E, chất khoáng minerals, protein và hầu như không có chất béo.

Một nghiên cứu mới nhất cho hay những phụ nữ ăn ngũ cốc nguyên chất (3 servings whole grains per day) đã giảm độ nguy cơ lâm bệnh tim mạch tới 30%. Ngũ cốc nguyên chất cũng giúp kiểm soát độ đường trong máu của những người bị bệnh tiểu đường. Nên nhớ gạo trắng không phải là loại ngũ cốc nguyên chất. Ngoài ra, đa phần thực phẩm ăn sáng cereal là loại refined grains, ngọai trừ Multi-grain Cheerios Plus và Quaker Oatmeal (cháo bột yến mạch) là loại whole grains. (Chủ yếu của nhóm này là gạo lứt, yến mạch và kiều mạch)

Nhóm Đậu (Legumes), bao gồm các loại đậu khô như đậu nành, đậu xanh, đậu đỏ, đậu đen, đậu lentil, đậu pinto, đậu lima, đậu navy, và đậu tươi như đậu Hà Lan (snow peas), đậu ngọt (snap peas), đậu que, đậu đũa. Có nhiều loại đậu đặc biệt cho một địa phương nào đó như đậu pinto ở các quốc gia vùng Trung Nam Mỹ Châu, đậu đen ở Mexico, navy beans ở Anh Quốc và Boston. Đậu là loại thực phẩm chứa nhiều protein, chất xơ, đường carbohydrate, chất sắt và calcium. (Chủ yếu của nhóm này là đậu nành và các phó sản của đậu nành - Lời người viết)

Nhóm Rau (Vegetables), bao gồm rất nhiều loại rau, như bông cải trắng (cauliflower), bông cải xanh (broccoli), bắp cải (green cabbage), cải bắp thảo (Chinese cabbage), cải xanh (mustard green), cải ngọt (yu choy), cần Tầu (Chinese celery), xà lách xanh (green leaf), xà lách búp (lettuce), xà lách Boston (Boston lettuce), củ sắn (jicama), bí lông (moqua), bí rợ (kabocha), củ cải trắng (daikon), khoai mỳ (yucca) khoai lang (sweet potato, yam)..v..v.., nhưng nhiều bổ dưỡng nhất vẫn là broccoli, cải kale. Chỉ một cup broccoli cắt nhỏ cung cấp 90% hàm lượng vitamin A dưới dạng beta carotene cần thiết hằng ngày, 200% hàm lượng viatmin C, 25% chất xơ cần thiết, và một số lượng nhỏ calcium, niacin, thiamin, và phosphorus. Một cup broccoli cung cấp 45 calories.

Nhóm Trái Cây, bao gồm nhiều loại khác nhau, đa số đều có chứa nhiều vitamin, như vitamin C, và chất khoáng. (Chủ yếu của nhóm này là cam, bưởi, táo, apricot và nho - Lời người viết)

Hạt (nuts and seeds) không được sắp vào bốn nhóm thực phẩm trên vì chúng có chứa nhiều chất béo, nên chỉ được xem là thức ăn chơi, ngoại trừ hạt flaxseed và chia seed, chứa một vài chất phytochemicals có khả năng ngừa các mầm mống ung thư vú, và có tác dụng antioxidants, đồng thời nó cũng có chất béo tốt loại Omega-3 fatty acids, làm giảm cholesterol xấu LDL.

Nói tóm lại, thực phẩm rau đậu là nền tảng của sức khỏe, bởi vì chúng không có chất cholesterol, rất ít loại chất béo bão hòa, nhiều chất phytochemicals và chất xơ. Do đó chúng có khả năng làm giảm chất cholesterol trong máu, tức giảm thiểu mức độ lâm bệnh tim mạch. Ngoài ra chúng cũng có khả năng ngăn ngừa các bệnh ung thư, bệnh tiểu đường, bệnh xốp xương cùng là các triệu chứng rối loạn tiền mãn kinh nơi phụ nữ.

2

TẠI SAO ĂN THỊT ĐỘNG VẬT CÓ NGUY CƠ BỊ BỆNH?

Theo các nhà khoa học, có sáu yếu tố mà những người ăn thịt có nguy cơ mắc bệnh, phần lớn là bệnh tim mạch và ung thư: (1) Trong thịt động vật và những phó sản liên hệ như trứng, bơ, pho mát và sữa có chứa nhiều chất cholesterol và chất béo bão hòa (2) Thịt động vật không có chất xơ và carbon hydrate (3) Tiêu thụ thịt động vật và các sản phẩm bơ sữa làm yếu hệ tiêu hóa dẫn đến nhiều dạng rối loạn đường ruột (4) Chất độc của các loại thức ăn do công nghiệp chế biến và phương pháp nuôi súc vật theo kiểu hiện đại mang lại (5) Nhiễm trùng trong thịt động vật, và (6) Chất đạm protein thịt động vật.

(1).*Cholesterol và chất béo bão hòa*: Cholesterol chỉ có trong thịt, trong lòng đỏ trứng, bơ, pho mát, sữa và tôm cá, mà không có trong các thực phẩm có nguồn gốc thực vật.

Do cholesterol không thể hòa tan trực tiếp vào máu, nên tự nó tìm cách gắn vào các protein, vốn có thể tan được, để đi vào máu. Tuy nhiên, lượng cholesterol cao, nhất là loại cholesterol xấu LDL luôn luôn có khuynh hướng tích tụ chung quanh các thành động mạch, gây ra hiện tượng co thắt động mạch và làm hạn chế sự lưu thông của dòng máu.

Ngoài vấn đề sinh ra các bệnh liên hệ đến tim mạch, nhiều cholesterol và chất béo bão hòa còn có khuynh hướng thúc đẩy một số tế bào ung thư nào đó phát sinh, nhất là ung thư vú. Sự chuyển hóa thành năng lượng của chúng có tác dụng đối với kích thích tố nữ, mà kích thích tố nữ lại có tác dụng thúc đẩy sinh ra ung thư vú, ung thư tử cung và ung thư buồng trứng.

Chất béo, nhất là chất béo bão hòa dư thừa có thể bị tích tụ ở gan, đây là nguyên nhân chính gây ra ung thư gan. Tưởng cũng cần nói thêm, cơ thể chúng ta tự sản xuất đủ lượng cholesterol cần thiết hàng ngày mà không cần tiêu thụ thêm các thực phẩm thịt cá từ bên ngoài đem vào.

Bằng Chứng Y Khoa:

- Một công trình nghiên cứu lớn nhất thế giới được thực hiện từ năm 1949 và vẫn con đang tiếp diễn đến ngày nay với 5.000 người nam và người nữ tham dự ở Framingham, Massachusetts. Trong số những kết quả được công bố là những người đàn ông 50 tuổi có lượng cholesterol cao hơn 295 mg/dl có mức độ nguy cơ lâm bệnh nhồi máu cơ tim nhiều hơn 9 lần những người có lượng cholesterol 200 mg/dl. Ngoài ra họ không tìm thấy một người nào có lượng cholesterol dưới 150 mg/dl bị nhồi máu cơ tim.

- Trong nghiên cứu thí nghiệm với 557 ca bệnh và 826 ca thí nghiệm năm 1981 các nhà nghiên cứu đã cho biết nguy cơ liên quan đến ung thư vú tăng lên cùng với việc tiêu thụ thịt bò và các loại thịt khác.

- Trong một nghiên cứu lớn khác tại Pháp năm 1986 với hàng ngàn phụ nữ cho thấy nguy cơ gia tăng ung thư vú là do hấp thụ những sản phẩm từ sữa vào cơ thể. Phụ nữ ăn pho mát thường xuyên có nguy cơ mắc bệnh cao hơn 50% so với những người không ăn pho mát. Những phụ nữ uống sữa bò thường xuyên cũng có nguy cơ nhiễm bệnh cao hơn 80%.

(2).*Không Có Chất Xơ Trong Thịt Động Vật*: Chất xơ là một chất chỉ có trong thực vật, không có trong thịt động vật. Nó có nhiệm vụ giúp thực phẩm di chuyển dễ dàng trong hệ tiêu hóa và làm giảm lượng cholesterol dư thừa trong máu. Ăn ít chất xơ thường gây nên táo bón, bệnh về sự tiêu hóa và các rối loạn khác. Chất xơ được phân ra làm hai loại, loại hòa tan được (solube fiber) và loại không hòa tan được (insolube fiber). Loại hòa tan có nhiều trong cám gạo (rice bran) và cám yến mạch (oat bran), có khả năng làm giảm cholesterol; còn loại không hòa tan có nhiều trong cám lúa mì (wheat bran), không giúp mấy trong việc giảm cholesterol, nhưng giúp cho nhuận trường.

Bằng Chứng Y Khoa

- Trong các phòng thí nghiệm, các nhà khoa học của Tổ Chức Y Tế Hoa Kỳ, năm 1991 đã khám phá rằng chế độ ăn uống giầu chất xơ sẽ làm giảm nguy cơ gây ung thư ở chuột khoảng 50%.

- Hai nhà nghiên cứu khoa học là Drs. E. Graft và J.W. Eaton, cho biết rằng nhiều thực phẩm giầu chất xơ lại có nhiều chất phytate, như đậu nành chẳng hạn. Họ cho rằng những loại thực phẩm này bảo vệ chúng ta khỏi bị bệnh ung thư kết tràng (colon cancer) không những vì chất xơ mà còn vì chất phytate

- Các nhà khoa học đã báo cáo năm 1980 là sự gia tăng cả hai loại ung thư liên quan đến đường ruột, đều do sự gia tăng calories, cholesterol, chất béo và chất đạm thịt. Nguy cơ cao nhất vẫn là chất béo bão hòa.

- Năm 1974 những nhà nghiên cứu của Viện Ung Thư Quốc Gia Hoa Kỳ cho biết có sự liên hệ ung thư đường ruột với mức tiêu thụ thịt bò cao. Bằng chứng cho biết rằng thịt, nhất là thịt bò, là món gây nên các khối u ác tính trong ruột già.

- Cuộc nghiên cứu năm 1975 cho biết những con thú trong phòng thí nghiệm được nuôi tới 35% mỡ bò thì có khối u ác tính đường ruột tăng lên đáng kể.

(3).*Tiêu thụ thịt động vật và các sản phẩm bơ sữa làm yếu hệ tiêu hóa dẫn đến nhiều dạng rối loạn đường ruột*. Rau đậu và ngũ cốc không bị phân hủy trước khi chúng ta ăn, ngược lại chất đạm thịt động vật bị hư ngay khi con vật vừa bị giết. Để làm ngưng sự phân hủy, người ta đã phải ướp lạnh hay dùng hóa chất, nhưng sự hư rữa sẽ trở lại ngay, khi chúng ta đưa chúng vào bao tử và cho đến khi vào đến đại tràng thì sự thối rữa trở nên nặng và tạo ra những vi sinh độc hại. Đó là chưa kể đến việc tiêu hóa chúng trong hệ thống tiêu hóa con người rất chậm (chậm hơn rau, đậu, mễ cốc và trái cây tới bốn lần), nên rất dễ gây ra tình trạng độc hại, dễ ung thư đường ruột.

(4).*Chất độc của các loại thức ăn do công nghiệp chế biến và phương pháp nuôi súc vật theo kiểu hiện đại mang lại.* Một lý do khác nữa là thịt động vật, nhất là thịt động vật được nuôi tại Hoa kỳ và các nước kỹ nghệ tiền tiến, được xử lý với nhiều chất hóa học để làm chúng mau lớn, béo nhanh, tránh bệnh tật. Một số chất trong những chất hóa học này không thể nào tiêu hóa được hết, chúng còn tồn đọng trong thịt và được phát hiện là những hóa chất gây ung thư. Khi phát hiện một con vật có một khối u trong một bộ phận nào đó của cơ thể, họ chỉ cắt bỏ phần đó mà thôi, phần còn lại có thể có tế bào nhiễm ung thư vẫn được tiếp tục sản xuất dưới các hình thức khác như thịt bầm, thịt lát hay hot dogs. Những phần cắt bỏ, tiếc thay, được tập trung lại với những chất phế thải khác của lò sát sinh và hàng tỷ pound phân gà lấy từ các xưởng chăn nuôi gà trộn lại thành thức ăn mới cho heo, bò và gà, bất kể những thức ăn này có nhiễm các mầm mống gây ung thư hay bệnh truyền nhiễm.

(5).*Nhiễm trùng trong thịt động vật*: Trung tâm kiểm soát bệnh dịch CDC ở Atlanta ước tính mỗi năm ở Hoa Kỳ có khoảng 80 triệu trường hợp bị mắc bệnh do thực phẩm gây ra, trong số đó có 9000 người chết. Vi khuẩn salmonella gây ra 4 triệu người ngộ độc trong đó có gần 1000 người chết. Vi khuẩn campylobacter, loại vi khuẩn gây ra bệnh viêm cấp tính đường tiêu hóa, gây ra 6 triệu người bị bệnh mỗi năm và có khoảng 400 người chết. Vi khuẩn E-coli, một loại vi khuẩn tìm thấy trong trong thịt bò nhiễm độc của cơ sở sản xuất thịt Hudson Foods và Sara Lee gây ra 250 người chết và làm cho 20 ngàn người lâm bệnh mỗi năm. Trong năm 1994 USDA đã thăm dò và tìm thấy 15% thịt bò có mang vi khuẩn E-coli, 30% thịt gà có vi khuẩn salmonella, và 60 đến 80% thịt gà có vi khuẩn campylobacter.

Trong các thực phẩm đồ biển cũng có một loại vi khuẩn mang tên Vibrio vulnificus, đã gây ít nhất cho 87 người chết từ năm 1989. Người ta cũng thấy có cả siêu vi khuẩn hepatitis A trong trai sò (shellfish). Chính bác sĩ McDougall nói rằng: "*Tôi không khuyên mọi người ăn thịt gà và cá để thay cho thịt bò và heo, bởi vì như vậy không có thay đổi gì hết. Dinh dưỡng như vậy vẫn nguy hiểm vì vẫn nhiều chất béo, nhiều chất cholesterol, không có chất xơ và vẫn có chất độc ô nhiễm".*

(6).*Chất đạm thịt động vật (animal protein)*: Chất đạm thịt động vật có tác dụng nâng cao lượng cholesterol trong máu khi so sánh với chất đạm có nguồn gốc từ ngũ cốc. Một nghiên cứu cho biết là chất đạm thịt bò gia tăng lượng cholesterol trong máu tới 19 phần trăm và áp huyết tâm thu cũng gia tăng theo.

Nói tóm lại, nguyên nhân gây bệnh tật chính là do ăn thịt động vật, các nội tạng thú vật, ca,ù tôm, cua, so,ø ốc, hến và trứng, bơ, sữa, và cũng vì thế, bốn vị bác sĩ nổi tiếng trong giới y khoa thế giới mà chúng tôi đã đề cập đến trong chương trước, đã khuyến cáo chúng ta nên phòng bệnh hơn là chữa bệnh bằng cách từ bỏ ăn thịt cá và thay thế vào đó là ăn rau, đậu, ngũ cốc nguyên chất và trái cây, mà ngày nay người Hoa Kỳ thường gọi là "healthy foods". Khoa học đã chứng minh dinh dưỡng bằng cá thịt không tốt, mang lại nhiều căn bệnh hiểm nghèo như tim mạch, ung thư, tiểu đường, vân vân.

TÂM DIỆU

3

TẠI SAO ĂN CHAY
CÓ THỂ PHÒNG NGỪA ĐƯỢC BỆNH
TẬT?

Trong nhiều thập niên qua, chúng ta đã biết ngũ cốc, rau đậu và trái cây đã cung cấp cho chúng ta nhiều chất dinh dưỡng cần thiết để duy trì sức khỏe, như vitamins, minerals, fiber, và complex carbohydrates. Nhiều nghiên cứu khoa học đã liên tục chứng minh ăn nhiều rau, trái cây và đậu hạt có thể giảm mức độ lâm bệnh tim mạch và ung thư. Bởi vì chúng không có cholesterol, ít chất béo bão hòa, có nhiều chất xơ và một số thành phần dinh dưỡng khác.

Gần đây, các nhà khoa học đã khám phá thêm một nhóm chất mới có chứa trong rau, trái cây và đậu hạt, có khả năng phòng vệ cho cơ thể chúng ta tránh được nhiều thứ bệnh và làm chậm tiến trình hóa già. Đó là chất phytochemicals có khả năng chống oxy hóa (beta-caroten, lycopen, lutein, vitamin C, vitamin E)

Phytochemical là những chất hóa học tự nhiên có sẵn trong các loại thực vật, nhằm giúp cho chúng có mầu sắc, mùi vị, và bảo vệ cho chính chúng tránh khỏi sự ác nghiệt của thời tiết và các tật bệnh. Đối với con người, phần lớn phytochemicals hoạt động chống lại sự ốc xy hóa (*antioxidants*), bảo vệ các mô tế bào và các bộ phận cơ thể chúng ta tránh bị tàn phá bởi free radicals.

Free radicals là những độc tố (*toxic oxygen molecules*) tiết ra bởi khói thuốc, khói xe, không khí ô nhiễm, tia nắng mặt trời, tia quang tuyến x-rays, sự căng thẳng tâm thần, mệt mỏi, thực phẩm có chất mầu tổng hợp, nước có nhiều chlorine và phó sản của tiến trình biến hóa năng lượng (by-product of our metabolism) trong cơ thể chúng ta. Free radicals, tạm dịch là "gốc tự do ", là những cấu trúc hóa học không ổn định và rất dễ gây phản ứng, vì ở lớp ngoại vi của nó có một điện tử đơn độc, luôn luôn đi tấn công các phân tử kế cận để cặp đôi với một điện tử khác, do đó phát sinh ra phản ứng hóa học "ốc xy hóa", và các phân tử bị tấn công lại biến thành free radical, sinh ra phản ứng dây chuyền. Thêm vào đó, gốc tự do còn tấn công các enzyme và các protein của tế bào. Các họat động rối loạn này của gốc tự do làm cho các tế bào suy yếu, do đó khả năng biến đổi năng lượng suy giảm và cuối cùng sinh ra bệnh tật. Tính phá hoại của gốc tự do đối với toàn bộ các thành tố tế bào, đóng vai trò chủ yếu trong quá trình suy yếu và hoá gìa con người.

Các nghiên cứu khoa học cho biết, **phytochemicals** hiện diện trong mọi giai đoạn của tiến trình phát triển ung thư. Một số hoạt động ngay ở giai đoạn đầu tiên bằng cách ngăn không cho enzyme kích thích các genes ung thư hoặc phòng vệ không cho một số chất thành lập các mầm gây ung thư. Một số khác ngăn cản không cho các mầm ung thư đã phát sinh phá hoại các mô tế bào, các bộ phận cơ thể, hay giúp cơ thể sản xuất các enzymes cần thiết để phá hủy các mầm ung thư.

Phytochemicals cũng giúp cơ thể chống lại các bệnh liên hệ đến tim và mạch. Một vài loại phytochemicals có khả năng làm giảm áp huyết máu và lượng cholesterol trong máu, cũng như ngăn không cho ốc xy hóa chất cholesterol xấu

LDL, ngăn ngừa sự hư hại hay tắc nghẽn động mạch.

Trong thập niên 1970s, Lee Wattenberg, PhD, of the University of Minnesota, đã khám phá những con vật được nuôi sống bằng broccoli, Brussels sprouts, và các loại rau thuộc họ bắp cải (*cabbage family*) đã có tỷ lệ mắc bệnh ung thư thấp hơn nhóm những con vật khác. Cũng tương tự, các nhà khoa học tại John Hopkins University đã tìm thấy những con vật ăn rau giảm 90 phần trăm bệnh ung thư sau khi chúng được cho nhiễm ung thư. Cũng vậy, trong những năm 1970s, các khoa học gia người Đức đã khám phá ra rằng những người Nhật tiêu thụ đậu hũ và các sản phẩm biến chế từ đậu nành, mà trong đó có chất genistein, đã có tỷ lệ thấp bị bệnh ung thư so với chế độ ăn uống không có đậu hũ của người Tây phương. Dưới đây là những kết quả đã tìm thấy:

Allium compounds (trong hành và tỏi): Một nghiên cứu rộng lớn với 41,000 phụ nữ, được biết đến với tên là Iowa Women's Health Study đã tìm thấy một chế độ ăn uống bao gồm rau, trái cây và tỏi đã giảm mức lâm bệnh ung thư kết tràng (colon cancer) đến 35 phần trăm. Một nghiên cứu khác ở thành phố Quảng Đông, Trung Hoa cho biết những người ăn hành và tỏi thường xuyên giảm mức lâm bệnh ung thư dạ dầy đến 40 phần trăm.

Lycopenes (trong cà chua và những rau quả có mầu đỏ và mầu da cam): Một nghiên cứu của viện y tế Ý Đại Lợi với 5.500 người, đã tìm thấy ăn cà chua là phương pháp hữu hiệu nhất phòng ngừa các bệnh ung thư, nhất là ung thư nhiếp hộ tuyến. Những người ăn cà chua ít nhất 7 lần trong một tuần đã giảm 50 phần trăm mức nguy hiểm lâm bệnh ung thư so với những người chỉ ăn có một lần trong một tuần. Những nghiên cứu khác cũng cho những kết quả tương tự. Một nghiên cứu kéo dài sáu năm tại viện đại học Harvard Medical School, với 48.000 đàn ông, tuổi từ 40 đến 75, đã cho biết những người ăn cà chua từ bốn đến bảy lần trong một tuần đã giảm thiểu mức độ lâm bệnh ung thư nhiếp hộ tuyến đến 22 phần trăm và những người ăn nhiều hơn mười lần một tuần giảm đến 35 phần trăm.

Beta carotene (trong các trái cây mầu đỏ, mầu da cam và rau mầu xanh đậm): Nhiều nghiên cứu khoa học cho biết tiêu thụ nhiều loại rau có chứa chất beta carotene này, đã giảm thiểu mức độ lâm bệnh tim mạch đến 33 phần trăm.

Lutein and zeaxanthin (chất carotenes trong rau mầu xanh đậm): Một nghiên cứu gần đây đã thấy những người ăn các loại rau xanh, như spinach và collards, ít nhất năm lần trong một tuần đã giảm mức độ nguy hiểm của chứng bệnh mờ võng mạc của mắt đến 50 phần trăm, so sánh với những người ăn ít hay không ăn. Hai chất carotenoids, lutein and zeaxanthin, có tác dụng bảo vệ võng mạc mắt. The National Health and Nutrition Examination Survey tìm thấy ở những người ăn nhiều rau và trái cây cũng có kết quả tương tự.

Genistein (trong đậu nành, đậu xanh và giá alfalfa sprouts): Nhiều nghiên cứu cho thấy đậu nành có chứa nhiều chất có khả năng chống ung thư rất cao, bao gồm các hóa chất phytates, protease inhibitors, phytosterols, saponins and isoflavonoids. Các nghiên cứu khoa học cho biết tiêu thụ nhiều thực phẩm đậu nành đã có tác dụng giảm bệnh ung thư vú và ung thư nhiếp hộ tuyến ở Nhật Bản. Ở Trung Hoa vùng dân số tiêu thụ nhiều thực phẩm đậu nành có tỷ lệ bị bệnh ung thư vú, bao tử, kết tràng, và phổi ít hơn 50 phần trăm vùng dân số ăn ít hay không ăn. Được biết thực phẩm đậu nành như đậu hũ rất giàu chất isoflavones, genistein và diadzein. Những chất isoflavonoids này ngăn cản sự phát triển các mầm mống ung thư. Sau đây là bảng kê khai những nhóm thực phẩm có chứa nhiều chất phytochemicals nhất:

Thực Phẩm	Chất Chống Ung Thư	Tác Dụng
Cam, bưởi, chanh	Limonene Carotenoids, Flavonoids	Chống ung thư, chống ốc xi hóa (antioxidant)
Dâu Tây, bao gồm: strawberries, bluberries, blacberries, raspberries, currants.	Anthocyanidins, Ellagic acid	Cả hai chất này đều có tác dụng chống ốc xi hóa, giảm sự phát triển các u bứu (tumor) bằng cách cản trở không cho sản xuất các enzymes dùng bởi tế bào ung thư. Ellagic acid giúp phòng ngừa sự thành lập các tế bào ung thư mới. Anthocyanidins cũng giúp ngăn ngừa các bệnh tim mạch.
Nho bao gồm red grapes, red wine	Resveratrol, Quercetin, Anthocyanidins, Phytosterol	Resveratrol bảo vệ các tế bào khỏi bị hư hại và chế ngự sự phát triển các khối u, ngăn ngừa ung thư da và giảm cholesterol.

	s, Ellagic acid	Quercetin giúp ngăn ngừa bệnh tim. Anthocyanidins và Ellagic acid tác dụng chống ốc xi hóa
Nhóm trái cây và nhóm rau có mầu vàng và mầu cam cùng nhóm rau lá xanh	Carotenoids như beta carotene, lutein, zeaxanthin	Chống ung thư, gia tăng sức mạnh của hệ thống miễn nhiễm, bảo vệ võng mạc mắt khỏi bị hư hại bởi các tia phóng xạ, vì thế giảm nguy cơ hư mắt. Nhóm trái cây và rau này cũng giầu vitamin C và fiber.
Nhóm Rau Xoắn bao gồm: broccoli, broccoli sprouts, Brussels sprouts, kale, cabbage, cauliflower	Indoles, Isothiocynates, (sulphoraphane), Carotenoids (beta carotene)	Được xem là thực phẩm chống ung thư. Sulphoraphane tác dụng gia tăng sự sản xuất các enzymes, ngăn cản không cho các mầm ung thư phá hoại các tế bào khác. Giúp làm chậm sự phát triển các u bứu và giảm nguy cơ lâm bệnh ung thư phổi. Indolesgiúp kích thích các enzymes, giảm sự tác dụng chất hormone

		estrogen,và cải thiện sự đáp ứng của hệ thống miễn nhiễm cơ thể. Giúp giảm nguy cơ lâm bệnh ung thư vú và buồng trứng. Nhóm rau này cũng giàu vitamin B (folic acid), vitamin C, fiber và carotenoids.
Nhóm họ tỏi bao gồm:hành, tỏi, hẹ	Allylic sulfides	Chống các mầm ung thư và các khối u, giảm nguy cơ bệnh ung thư kết tràng colon, dạ dày và các thứ ung thư khác. Ngăn ngừa các bệnh tim mạch.
Nhóm Đậu bao gồm: đậu lima, kidney, navy, lentils...	Isoflavonoids, phytic acid, saponins, phytosterols	Tác dụng chống ung thư, ngăn ngừa các bệnh liên hệ đến tim mạch. Phytosterols cũng có thể chống ung thư kết tràng. Nhóm đậu này chứa vitamin B (folic acid) và những chất dinh dưỡng khác cũng như nhiều chất xơ, có tác dụng giảm

		cholesterol.
Cà Chua	Carotenoids, phần lớn là Lycopene (cũng có một lượng nhỏ trong trái bưởi hồng, dưa hấu, soài và red peppers)	Đảm nhiệm chức năng antioxidant, bảo vệ cơ thể tránh không cho sự phá hoại của free radical. Lycopene giúp giảm nguy cơ lâm bệnh tim mạch, ung thư kết ràng (colon), ung thư nhiếp hộ tuyến (prostate), và ung thư lá lách (pancreatic).Lycopene chiến đấu chống ung thư bằng nhiều phương cách trong đó có cách giảm sự hiệu nghiệm của testosterone.
Ngũ cốc nguyên chất bao gồm gạo, lúa mì, lúa mạch (barley), yến mạch (oats) và	Saponins, terpenoids, phytic acid, ellagic acid, phytoestrogens	Saponins trung hòa các hóa chất gây nên mầm ung thư trong ruột. Terpenoids và phytic acid giúp giảm nguy cơ bệnh nhồi máu cơ tim và ung thư. Cũng giầu chất xơ, tác dụng giảm cholesterol và giảm nguy cơ bệnh ung

rye		thư kết tràng.
Đậu Nành bao gồm đậu hũ, sữa, các sản phẩm từ đậu nành	Isoflvonoids, daidzein, genistein, lignans, saponins, phytosterols	Giảm cholesterol, ngăn ngừa các bệnh tim mạch và bệnh ung thư
Bí, Khoai lang, bắp ngô, carrots, peaches cantaloupe, apricots, spinach, kale	Alpha-carotene, Beta carotene (a carotenoid)	Có tác dụng làm chậm lại sự phát triển các tế bào ung thư, giúp giảm thiểu nguy cơ lâm bệnh ung thư phổi. Chống sự ốc xy hóa. Giúp giảm thiểu nguy cơ lâm bệnh tim và các loại bệnh ung thư kết tràng (colon), bọng đái (bladder), và da, cũng như kích thích hệ thống miễn nhiễm cơ thể.

Source: - UC Berkeley Wellness Letter, April 1999: Beyond Vitamins: The New Nutrition Revolution

- The Wellness Encyclopedia of Foods and Nutrition, University of California at Berkeley, 1992

Các chất phytochemicals tìm thấy như đã được liệt kê trên, đã được các nhà khoa học đặt tên và phân thành bốn nhóm: (1) **Nhóm thanh lọc độc tố**: Giúp tế bào nhận diện, phá hủy và thải hồi các chất độc trong cơ thể. Các độc tố này do nguồn thức ăn (các thứ phân bón, thuốc trừ sâu, chất thải thẩm thấu...), do nước uống, do khói thuốc, và do không khí ô nhiễm. Nhóm này bao gồm limonenes trong cam, chanh, bưởi, isothiocynates trong họ rau cải, ally sulfides trong tỏi, hành, hẹ. (2) **Nhóm chống ốc xy hóa**: là những đội quân tác chiến chống lại sự gây rối loạn của free radicals, không cho chúng có cơ hội kích thích, tác động các mầm ung thư nảy sinh. Nhóm này bao gồm carotenoids trong cà rốt, cà chua, bí ngô, khoai lang, lutein trong các lá rau có mầu xanh đậm, lycopen trong cà chua. (3) **Nhóm điều hòa tế bào**: kiểm soát sự phát triển các tế bào nảy u (tumor), ngăn cản không cho chúng tăng trưởng. Thí dụ như genistein trong đậu nành. (4) **Nhóm điều hòa kích thích tố**: giúp điều hòa hệ sản xuất kích thích tố, ngăn cản không cho sản xuất khi lượng lên cao hơn bình thường và tăng sản xuất khi lượng xuống thấp. Thí dụ như isoflavones trong đậu nành và indoles trong nhóm rau cải cruciferous vegetables.

Tóm lại, các nhà nghiên cứu khoa học ngày nay đã xác nhận vai trò của phytochemicals trong việc gìn giữ sức khỏe. Vậy chúng ta ăn uống thế nào để có đủ các chất "phytochemicals"? Các thực phẩm chứa "phytochemicals" mà chúng tôi liệt kê trên, thường nên là một phần của bữa ăn hàng ngày. Có thể nói hầu hết thực phẩm gốc thực vật đều có chứa "phytochemicals". Cách dễ nhất để có thể cung cấp nhiều chất "phytochemicals" là ăn nhiều quả (cam, chanh, bưởi, dâu tây, nho) và các loại rau (bông cải, bắp cải, cà rốt, bông cải xanh broccoli...) mỗi ngày. Rau quả cũng chứa nhiều vitamin, chất khoáng, chất xơ và rất ít chất béo bão hòa (là chất béo loại không tốt đối với sức khoẻ).

4

NGĂN NGỪA BỆNH TẬT

Ở Việt Nam, đạo Phật, đạo Cao Đài, đạo Hòa Hảo, và đạo Hindu đều khuyến khích tín đồ ăn chay. Dù rằng mỗi tôn giáo đều có sự khác biệt về mục đích hay trong cách ăn chay. Hoặc ăn chay kỳ, hoặc ăn chay trường, hoặc ăn chay tuyệt đối (không trứng) hoặc ăn chay không tuyệt đối. Đa số ăn chay vì tôn giáo, vì một lời nguyện nào đó, nhưng cũng có người ăn chay vì sức khỏe, ăn chay vì thói quen, vì kinh tế hay vì phong trào. Thế nhưng hiện nay tại các quốc gia tiền tiến trên thế giới đang có phong trào ăn chay, phát xuất từ những nhận thức mới về bảo vệ môi trường, bảo vệ súc vật, và nhất là những chứng minh khoa học, ăn chay có nhiều lợi ích cho sức khỏe.

Theo tin BBC News, tại thành phố Ghent (Bỉ), chiến dịch ăn chay đang được triển khai rầm rộ nhằm khuyến khích người dân mỗi tuần một ngày ăn chay để bảo vệ môi trường và chống lại hiện tượng biến đổi khí hậu. Đây là thành phố đầu tiên ở châu Âu và có lẽ là thành phố đầu tiên trên thế giới có cách làm mới này. Thành phố Ghent lâu nay nổi tiếng thân thiện với môi trường vì đã có nhiều hành động bảo vệ môi trường như sản xuất điện bằng sức gió và khuyến khích dân chúng di chuyển bằng xe đạp. Và nay, thêm một hành động nữa - Thứ năm hàng tuần sẽ là ngày không ăn thịt, hoặc ngày "Ăn chay". Ông Tom Balthazar, nghị viên Hội đồng Nhân dân thành phố cho biết: *"Có 5 lý do khiến chúng tôi đưa ra chiến dịch này, trong đó quan trọng nhất là vì môi trường. Thực tế cho thấy, ngành công nghiệp sản xuất thịt qui mô lớn có ảnh hưởng rất tiêu cực tới môi trường, ngành này thải ra 18% khí thải gây hiệu ứng nhà kính, và chúng ta cần khắc phục điều này vì tương lai"*. Ông Balthazar cũng cho rằng, ăn chay sẽ giúp tiết kiệm nguồn nước, vì để sản xuất 1 kg thịt tốn rất nhiều nước. Ngoài ra, ăn ít thịt hay không ăn thịt cũng sẽ rất tốt cho sức khoẻ, vì giảm nguy cơ bị bệnh tim, tiểu đường và béo phì.

Nghị Quyết trên của Hội Đồng Nhân Dân Thành Phố Ghent đã nói lên nhiều ý nghĩa và tầm quan trọng của việc ăn chay thời nay. Riêng đối với đạo Phật, từ xưa cho đến nay, việc ăn chay cũng không ra ngoài mục đích chính là bảo vệ môi trường và bảo vệ chúng sinh đang sinh sống trong môi trường đó. Ăn chay là tôn trọng và bảo vệ sự sống của chúng sinh đồng thời là một phương pháp tu tập tâm hằng ngày của người theo đạo Phật để phát triển và nuôi dưỡng tâm từ bi, nhắc nhở người ăn chay, mỗi ngày mỗi gieo trồng hạt giống từ bi, giúp cho tâm mỗi ngày một từ bi hơn, mỗi ngày một cảm thông hơn, một bén nhậy hơn, trước nỗi khổ đau của chúng sinh. Thực phẩm từ nguồn thực vật không chỉ là nguồn nuôi dưỡng thân thể vật chất mà còn là thực phẩm nuôi dưỡng tâm từ bi và từ bi chính là mảnh đất mầu mỡ giúp cho trí tuệ nẩy mầm và phát triển.

Đối với đạo Phật, cho rằng ăn chay để gìn giữ sức khoẻ là không đúng. Ăn chay, nếu đem lại một thân thể khoẻ mạnh thì chỉ là phó sản mà thôi. Tuy nhiên, muốn được phó sản tốt, việc ăn chay cần phải đúng phương pháp dinh dưỡng mới đem lại kết quả tốt cho sức khoẻ. Điều này đã được xác nhận qua bản tuyên bố chung của các hiệp hội dinh dưỡng, Hoa kỳ, Canada và Pháp (APSARES) : *"Các lối ăn chay (kể cả ăn toàn chay) nếu được thực hiện đúng đắn sẽ rất tốt cho sức khoẻ, thích hợp trên phương diện dinh dưỡng và hiệu quả trên phương diện phòng ngừa và trị liệu một số bệnh tật"*.

Vậy ăn chay như thế nào mới là đúng phương pháp?

Ăn chay được xem là đúng phương pháp khi thực phẩm cung cấp cho cơ thể chúng ta đủ các chất dinh dưỡng cần thiết và tạo ra một số nhiệt lượng calories đủ cho cơ thể hoạt động và tăng trưởng và cũng không qúa ít để bị suy nhược. Nói một cách khác là quân bình nhiệt lượng calories giữa cung và cầu của cơ thể. Tổng nhiệt lượng calories hấp thu mỗi ngày không nên quá lớn.

Dù ăn chay theo loại nào thì dưới góc độ dinh dưỡng cũng phải hội đủ bốn nguyên tắc cơ bản:

(**Thứ nhất**) Ăn nhiều và thường xuyên các thực phẩm rau, đậu, ngũ cốc lức và trái cây có tiềm năng chống ung thư: Những loại rau có mầu đậm như xanh đậm, vàng và đỏ, có chứa phytochemicals: beta carotene, carotenoids, dithiolthiones, lycopene, lutein, genistein, isoflavones; vitamin C, E, folic acid, calcium, và nhiều chất bổ dưỡng khác, như broccoli, bí rợ (kabocha), khoai lang (sweet potato, yam), cà rốt, cà chua, hạt đậu nành, v.v. Những thứ này đều có tác dụng nâng cao khả năng loại tế bào chống tế bào ung thư, chống lại sự tấn công của sự ốc xít hóa, đồng thời có tác dụng thúc đẩy nhu động của ruột, thải bỏ nhanh chất độc hại ra khỏi cơ thể.

Những thức ăn khác như hành, tỏi, cần tây có chứa chất allyl sulfides cùng những thức ăn có chứa nhiều chất selenium, axit folic, và những loại có chứa nhiều chất molybdemum, như bí đỏ, rau cải trắng vân vân cũng có tác dụng chống ung thư.

(Thứ hai) Ăn đa dạng nhiều loại thực phẩm: Trong thức ăn thiếu một thành phần nào đó lâu dài dễ gây ung thư như thiếu các loại viatmin A, vitamin B2, vitamin C, vitamin E, và chất xơ, trong thời gian dài có thể dẫn đến ung thư ruột và ung thư dạ dày. Vì vậy trong khẩu phần ăn hàng ngày cần phải làm cho cơ thể hấp thu đủ các loại chất dinh dưỡng, vitamin, chất khoáng, chất xơ, và nước đầy đủ mới có thể sống khoẻ mạnh, chống được bệnh tật, nhất là bệnh ung thư. Nên nhớ là không có bất kỳ một loại thực phẩm đơn độc nào bao hàm đầy đủ các chất dinh dưỡng mà cơ thể cần đến. chẳng hạn như cam cho nhiều sinh tố C nhưng lại không có sinh tố B12.

(Thứ ba) Ăn các loại thực phẩm càng ít chế biến hoặc chưa chế biến càng có lợi về dinh dưỡng. Cứ qua một lần chế biến thì chất dinh dưỡng của thực phẩm bị giảm đi do quá trình chuyển hoá. Ví dụ như gạo được chế biến cho trắng vì qua quá trình đánh bóng gạo, đã làm mất đi rất nhiều chất dinh dưỡng nằm ngoài vỏ hạt gạo. Các loại ngũ cốc khác cũng vậy và thực phẩm tươi tốt hơn thực phẩm đóng hộp.

(Thứ tư) Nên thay đổi thói quen ăn uống không hợp lý, như thích ăn các thức ăn quá cay, quá chua, quá nóng, quá lạnh hoặc quá cứng, ăn như vậy sẽ kích thích hệ thống ruột và niêm mạc dạ dày, dễ sinh viêm, hình thành những ổ loét, tạo cơ sở sinh bệnh ung thư. Tránh ăn nhanh, nuốt vội, làm cho nước bọt không tiết ra đầy đủ, gây trở ngại cho tiêu hoá và không phát huy được tác dụng chống ung thư của nước bọt. Tránh ăn nhiều và thường xuyên các loại thức ăn chiên, nướng, hun khói cũng như các loại dưa muối, vì những thức ăn này có thể sinh ra chất gây mầm mống ung thư.

Yếu tố cân bằng dinh dưỡng là điều cần thiết. Hiệp hội ăn chay Hoa Kỳ đề nghị chúng ta nên ăn nhiều thực phẩm loại whole grains, rau xanh (vegetables) đậu (legumes), trái cây tươi (fruits) và ăn ít những thức ăn có chứa nhiều chất béo, chất ngọt và chất muối. Một vị bác sĩ chuyên khoa về dinh dưỡng đề nghị một tỷ lệ hợp lý về dinh dưỡng chay là 4/6 hay 3/7 để chúng ta dễ nhớ. Tỷ lệ này có nghĩa là 4 phần hay 3 phần whole grains và 6 phần hay 7 phần rau xanh, đậu, hạt và trái cây tươi. *(người cao tuổi, không hoạt động nhiều nên áp dụng tỷ lệ 3/7 – chú thích của người biên tập)*

Dưới đây là bốn nhóm thực phẩm áp dụng cho người ăn chay:

Nhóm Cốc Nguyên Chất (whole grains), bao gồm gạo lức tẻ (brown rice), gạo lức nếp (sweet brown rice), bánh mì lát làm bằng bột lúa mì nguyên chất (whole wheat), bột mì nguyên chất (whole flour), yến mạch xay (rolled oats), hạt kê (millet) và lúa mạch (barley). Những thứ này chứa nhiều chất xơ, đường complex carbohydrates, và có một số chất sinh tố vitamin B, vitamin E, chất khoáng minerals, protein và hầu như không có chất béo.

Nhóm Đậu (Legumes), bao gồm các loại đậu khô như đậu nành, đậu xanh, đậu đỏ, đậu ngự, đậu đen, đậu lentil, đậu pinto, đậu lima, đậu navy, đậu hà lan, đậu tây cô ve và đậu tươi như đậu hà lan (snow peas), đậu ngọt (snap peas), đậu que, đậu đũa. Có nhiều loại đậu đặc biệt cho một địa phương nào đó như đậu pinto ở các quốc gia vùng Trung Nam Mỹ Châu, đậu đen ở Mexico, navy beans ở Anh Quốc và Boston. Đậu là loại thực phẩm chứa nhiều protein, chất xơ, đường carbohydrate, chất sắt và calcium.

Nhóm Rau (Vegetables), bao gồm rất nhiều loại

rau, như bông cải trắng (cauliflower), bông cải xanh (broccoli), bắp cải (green cabbage), cải bắp thảo (Chinese cabbage), cải xanh (mustard green), cải ngọt (yu choy), cần Tầu (Chinese celery), xà lách xanh (green leaf), xà lách búp (lettuce), xà lách Boston (Boston lettuce), củ sắn (jicama), bí lông (moqua), bí rợ (kabocha), củ cải trắng (daikon), khoai mỳ (yucca) khoai lang (sweet potato, yam)..v..v.., nhưng nhiều bổ dưỡng nhất vẫn là broccoli. Chỉ một cup broccoli cắt nhỏ cung cấp 90% hàm lượng vitamin A dưới dạng beta carotene cần thiết hằng ngày, 200% hàm lượng viatmin C, 25% chất xơ cần thiết, và một số lượng nhỏ calcium, niacin, thiamin, và phosphorus. Một cup broccoli cung cấp 45 calories.

Nhóm Trái Cây, bao gồm nhiều loại khác nhau, đa số đều có chứa nhiều vitamin, như vitamin C, và chất khoáng

Hạt (nuts and seeds) không được sắp vào bốn nhóm thực phẩm trên vì chúng có chứa nhiều chất béo, nên chỉ được xem là thức ăn chơi, ngoại trừ hạt Flaxseed và Chia Seed chứa một số chất phytochemicals có khả năng ngừa các mầm mống ung thư, và có tác dụng antioxidants, đồng thời nó cũng có chất béo tốt loại Omega-3 fatty acids, có hiệu năng làm giảm cholesterol xấu LDL và gia tăng cholesterol tốt HDL.

5

PHÒNG CHỐNG BỆNH TIM MẠCH

Bệnh tim mạch là bệnh lý của trái tim và hệ thống mạch máu. Các bệnh tim mạch thường gặp là cao huyết áp, nghẽn mạch vành tim, nhồi máu cơ tim (heart attack), tai biến mạch máu não (nhồi máu não), suy tim (congestive heart failure), xơ vữa động mạch (arteriosclerosis) và nghẽn mạch máu chân. Hiện nay, bệnh tim mạch là nguyên nhân tử vong hàng đầu trên thế giới: 16,7 triệu người chết mỗi năm, chiếm 29,2% tổng số tử vong chung. Tuy nhiên, đặc điểm nổi trội đáng vui mừng là có thể phòng ngừa được bệnh tim mạch bằng dinh dưỡng liệu pháp (một khảo cứu của Y Sĩ Đoàn Hoa Kỳ AMA năm 1961 cho biết là 97 % các trường hợp xơ vữa động mạch có thể tránh được nhờ dinh dưỡng đúng phép). Theo BS. Frank Sacks, chuyên gia Dinh dưỡng Trường Đại học Y

Harvard, Hoa Kỳ: *"Chỉ cần không ăn thịt và những sản phẩm từ sữa bò vài lần mỗi tuần. Nếu mọi người đều làm được điều này, tỷ lệ bệnh tim mạch sẽ giảm đáng kể"*.

Được biết, các nghiên cứu khoa học ở Hoa Kỳ, Âu Châu và Nhật Bản đều cho biết tỷ lệ số người mắc bệnh tim mạch rất thấp ở một số quốc gia Á Châu và vùng Địa Trung hải, nơi mà người dân ăn ít thịt nhưng lại ăn nhiều rau, ngũ cốc và cá biển. Ngược lại tỷ lệ người mắc bệnh tim mạch rất cao ở Bắc Mỹ và các nước Bắc Âu (Phần Lan, Thụy Điển và Đan Mạch) là những nước mà người dân ăn rất nhiều thịt bò, thịt heo, mỡ, sữa bò và các phó sản của sữa bò như cheese và phó mát. Một nghiên cứu gần đây nhất là người dân bộ lạc Tarahumara sống trong rặng núi Sierra Madre, khu vực Copper Canyon vùng Nam Mỹ có sức khoẻ dẻo dai nhờ ăn một loại hạt mang tên là Chia. Hạt chia là thực phẩm nồng cốt của nền văn minh Aztec và Maya và là thực phẩm chính của những binh sĩ khi ra trận.

Do đó, các nhà nghiên cứu khoa học đã kết luận rằng các thực phẩm rau, đậu, ngũ cốc, dầu olive, cá biển, hạt lanh (flaxseeds) và hạt chia (chia seed) có nhiều chất antioxidants, chất lipid omega 3, có tác dụng bảo vệ các mạch máu của cơ tim và làm giảm cholesterol trong máu. Đặc biệt nhất là hạt Chia có hàm lượng chất béo lipid rất cao, nhất là loại lipid Omega 3, gấp 3 lần những loại hạt khác như flaxseed hay dầu lấy ra từ cá hồi, cá salmon. Hạt chia cũng có nhiều chất linolein acid, rất quan trọng cho việc biến dưỡng của protein và các hormones trong cơ thể. Ngoài ra còn một số khoáng chất quan trọng như calcium, boron và nhiều loại hóa chất gọi là long chain triglycerides chống lại bệnh đau tim nhờ bảo vệ các thành mạch máu, artery walls. Lipid omega 3 trong cá biển, trong hạt lanh (flaxseeds) và hạt chia (chia seeds) có tác dụng bảo vệ tim mạch như giảm chất mỡ triglycerides không tốt và tăng cholesterol tốt; có tác dụng chống đông tụ giúp ngăn ngừa hiện tượng máu vón cục.

Như vậy, một chế độ ăn uống phù hợp với các kết quả đã nghiên cứu nói trên sẽ giúp ngăn ngừa được các chứng bệnh về tim mạch và với một chế độ ăn chay đúng phương pháp như chúng tôi đã trình bày trong bài kỳ trước, có thể sẽ đáp ứng được một cách hữu hiệu. Nhiều nghiên cứu khoa học khác nhau đều khẳng định chế độ ăn chay có chứa nhiều chất xơ trong rau xanh, quả tươi hay khô và những loại cốc chưa tinh lọc như: gạo lức, bắp lức, các loại đậu, nhất là đậu nành, có tác dụng chuyển hóa các chất béo và làm hạ cholesterol, hạ huyết áp, ngăn chặn hiệu quả các cơn đau tim. Các chất xơ, nhất là loại xơ hòa tan trong nước (solube fiber), có tác dụng đào thải nhiều cặn bã và chất độc hại ra khỏi cơ thể. Đặc biệt, chất xơ cũng hấp thu những acid mật do cơ thể sản sinh ra để tiêu hóa các chất béo và đào thải chúng ra ngoài theo đường ruột. Điều này buộc cơ thể phải dùng đến khối lượng dự trữ cholesterol ở gan, để tạo ra những acid mật mới, dẫn đến kết quả là giảm lượng cholesterol trong máu. Ngoài chất xơ và những chất khác, ăn nhiều rau, đậu và quả sẽ giúp bảo đảm chế độ nhiều Potasium và ít Sodium, yếu tố quan trọng trong việc điều hòa huyết áp.

Để áp dụng, trong các bữa ăn hàng ngày chúng ta nên ăn nhiều thực phẩm nhóm whole grains, rau xanh (vegetables) đậu (legumes), trái cây tươi (fruits) theo tỷ lệ 4/6 hay 3/7 và ăn ít những thức ăn có chứa nhiều chất béo, chất bột, chất ngọt và chất muối. Nên dùng dầu ô liu hay dầu đậu nành hoặc dầu ngô. Một nghiên cứu của *Viện Tim Mạch, Phổi và Máu Quốc gia* ở Hoa Kỳ, liên quan đến những chế độ ăn uống ngăn chặn cao áp huyết đã cho thấy, chỉ cần ăn giới hạn muối trong khoảng 1,5g/ngày sẽ làm giảm đáng kể huyết áp. Họ cho biết càng ăn ít muối huyết áp càng thấp. Hiện nay lượng muối trung bình mỗi người tiêu thụ từ 18- 22g mỗi ngày, trong khi lượng khuyến cáo không quá 5g. Cho nên ngoài việc giảm lượng muối trong khi nêm nếm thức ăn, không nên dùng thêm muối hoặc nước chấm ở bàn ăn, giới hạn tối đa những loại thức ăn nhanh, những món ăn làm sẵn trong bao bì (món ăn thời công nghiệp) luôn có lượng muối và đường khá cao.

Về số lượng thực phẩm ăn uống hằng ngày chúng ta nên lựa chọn thế nào cho có đầy đủ chất bổ để hoạt động và tăng trưởng cơ thể, thông thường cơ thể con người cân nặng khoảng 55 đến 75 kg, thì phải cần từ 2.000 đến 2.500 calories. Thí dụ như một người cân nặng 60 kg, thì phải cần dùng 60 grammes chất đạm, 360 grammes chất carbohydrates và 60 grammes chất béo. Bởi vì, các nhà khoa học đã chứng minh được là 1 gramme chất béo cho 9 calories. Do vậy, chúng ta dùng những thực phẩm kể trên, sẽ có được 2.220 calories, phân bổ nhiệt lượng như sau :

60 gr. chất đạm x 4 = 240
360 gr. chất carbo x 4 = 1.440
60 gr. chất béo x 9 = 540

Ngoài ra, một điều quan trọng khác là không nên hút thuốc và uống rượu. Hút thuốc làm tăng nhịp tim, tăng huyết áp và làm giảm lượng oxy cần thiết đến các tế bào và các cơ quan nội tạng. Đối với rượu, nhiều nghiên cứu gần đây đều cho thấy, mỗi ngày dùng khoảng 100g rượu vang đỏ sẽ có lợi cho hoạt động của hệ tim mạch.

Song song với việc áp dụng một chế độ dinh dưỡng chay đúng cách là việc tập luyện thể dục thể thao đều đặn mỗi ngày khoảng 30 phút đến một giờ và 5 ngày mỗi tuần. Thể dục còn làm cho xương cốt được cứng cáp, tim mạch được khoẻ mạnh, bắp thịt dẻo dai; giúp cho tinh thần được sảng khoái, bớt lo âu hồi hộp, bớt bị trầm cảm; tăng sự tự tin và cảm thấy khoẻ mạnh yêu đời, giúp dễ ngủ.

Đó là những điều quan trọng nhất để ngăn ngừa bệnh tật, nhất là bệnh tim mạch. Nhiều người đã tìm thấy sức khỏe, hạnh phúc và sống lâu theo những nguyên tắc đơn giản đó.

6

KHÔNG ĂN THỊT
LÀM TRÁI TIM MẠNH HƠN

Một nghiên cứu gần đây cho thấy rằng những người làm việc nhiều giờ có thể làm tăng nguy cơ đột quỵ (*tai biếnmạch máu não*) và nhồi máu cơ tim.[1] Trong một thế giới diễn ra nhanh chóng và đầy cạnh tranh, chúng ta nên nhớ là chúng ta đấu tranh để mưu tìm một sự cân bằng trong công việc và cuộc sống. Hãy cố gắng làm thế nào để chúng ta có thể làm việc ít hơn và ít căng thẳng hơn, tuy nhiên, nhiều người trong chúng ta làm những công việc đòi hỏi có thật nhiều giờ phụ trội (*tăng ca*).

Nhưng có một cái gì đó chúng ta có thể làm để ngăn chặn căn bệnh chết người nhiều nhất nước Mỹ mà không ảnh hưởng đến con đường sự nghiệp của chúng ta: đó là cải thiện **cách** chúng ta ăn uống. Nghiên cứu cho thấy rằng tiêu thụ nhiều thịt, trứng và các sản phẩm từ sữa làm gia tăng đáng kể nguy cơ các bệnh tim mạch. Trên bề mặt trái của vấn đề, tiêu thụ thực phẩm có nguồn gốc từ thực vật như đậu, các loại hạt, ngũ cốc, trái cây và rau quả có liên quan đến việc giảm mạnh mức độ nguy cơ gây bệnh tim mạch. Một nghiên cứu được công bố trên Tạp chí Dinh dưỡng Lâm sàng Mỹ *(the American Journal of Clinical Nutrition)* nhận thấy rằng so với những người ăn thịt, ăn chay có nguy cơ thấp hơn 32 phần trăm của bệnh tim.[2]

Khi nói đến bệnh tim, thực phẩm không chỉ là một loại thuốc **phòng ngừa** mà thậm chí nó còn có thể **chữa bệnh**. Trở lại năm 1998, Tiến sĩ Dean Ornish, người ăn kiêng nổi tiếng, luôn được xếp hàng đầu cho sức khỏe tim mạch ngày nay, đã gây sốc cho cộng đồng y tế khi ông phát hiện ra rằng bệnh nhân áp dụng một chế độ ăn dựa trên các thực phẩm có nguồn gốc từ thực vật đã đảo ngược bệnh tim của họ *(từ xấu thành tốt)*. Đó là, họ chủ yếu tự cứu chính họ bằng cách **thay đổi** những gì họ ăn và **điều chỉnh** lối sống của họ. Và nghiên cứu của ông ta cùng các nghiên cứu khác cho thấy sự điều trị này chỉ có tác động bên phản ứng tích cực, cũng thế: có ý nghĩa, giảm cân, giảm lượng cholesterol và huyết áp, giảm nguy cơ bệnh tiểu đường và, đối với nam giới, thậm chí có được sự tự do sử dụng viên thuốc màu xanh nho nhỏ *(thuốc tăng cường sinh dục)*.

Tiến sĩ Ornish không phải là người duy nhất áp dụng một chế độ ăn các thực phẩm có nguồn thực vật. Kaiser Permanente, tổ hợp y tế HMO lớn nhất của nước Mỹ, đã khuyên các bác sĩ y khoa của họ rằng "nên đề nghị một chế độ ăn dựa trên thực vật cho tất cả các bệnh nhân của họ", đặc biệt là những người có bệnh tim mạch.[3] Chủ tịch hiện tại của tổ chức chuyên ngành Trường Môn Tim Mạch Hoa Kỳ (*College of Cardiology*), Tiến sĩ Kim Williams, đã áp dụng một chế độ ăn thuần chay sau khi chứng kiến một nữ bệnh nhân chữa trị bệnh tim bằng cách từ bỏ tất cả các sản phẩm động vật. Bây giờ ông ấy giúp các bệnh nhân khác của ông cũng làm như vậy.[4]

Ngăn chặn và đẩy lùi bệnh tim với chế độ ăn uống (như thế) không phải là môn khoa học não bộ. Câu hỏi thực sự là như thế nào -- chúng ta phải làm như thế nào để chuyển đổi từ chế độ ăn tiêu chuẩn Mỹ với một chế độ ăn uống cho trái tim hạnh phúc? Làm thế nào để chúng ta có thể thực hiện việc cải sửa lớn các bữa ăn của chúng ta mà không cần chỉnh đốn lớn đến cuộc sống?

Rất may, ăn uống lành mạnh cho trái tim là dễ dàng hơn hơn bao giờ hết. Bánh bột ngô Burritos chay không thịt, bánh mì chay kẹp nhân đậu burgers, món chili chay và thậm chí cả các loại pizza không thịt ngon lành như pizza thịt của những người không ăn chay. Thực đơn nhà hàng có thêm nhiều món chay và các dãy kệ siêu thị ngày nay có thêm nhiều rau hơn, và tài liệu hướng dẫn chế độ ăn uống của quốc gia này (Mỹ) có thể sẽ làm theo (thực tế). Tất cả mọi người từ các chính trị gia như cựu Phó Tổng thống Hoa Kỳ Al Gore và Thượng nghị sĩ Cory Booker đến các nghệ sĩ nổi tiếng Ellen DeGeneres và Jared Leto đã chào hàng các lợi ích của lối sống thuần chay. Ngay cả nữ nghệ sĩ Beyoncé đã cho ra đời dịch vụ giao các bữa ăn chay đến tận nhà, phát sinh từ cuộc cách mạng ăn uống thực vật.

Khi thực hiện chuyển tiếp chế độ ăn này, chìa khóa chính buổi ban đầu là nhỏ, một bữa ăn một lần. Ăn chay cho bữa ăn sáng trong một tuần, sau đó ăn chay trưa trong một tuần, rồi sau đó ăn tối chay trong một tuần. Tìm một cuốn sách nấu ăn thuần chay từ thư viện hoặc hiệu sách. Gắn bó với các mặt hàng chủ lực và các loại thực phẩm bạn đã yêu thích; bạn sẽ thấy rằng Internet là một kho tàng của các phiên bản thuần chay của gần như mọi món ăn. Thay thế sữa bò bằng sữa đậu nành, sữa hạnh nhân, hoặc sữa gạo; thay thế thịt bò bằng món đậu trong chili; thay thế món gà bằng món đậu chickpeas (*hoặc thịt thực vật làm từ loại cây mọng nước*) trong món salad của bạn. Khi ăn ngoài, ăn nhiều món ăn khác nhau: Tầu, Mễ, Ấn, Thái và các món ăn khác gần như luôn luôn là món chay thân thiện, và có nhiều đầu bếp rất linh hoạt hơn bạn nghĩ.

Hàng chục triệu người Mỹ đã chuyển đổ chế độ

ăn từ ăn thịt sang chế độ ăn có nguồn thực vật ăn rauquả, ngũ cốc, đậu và các loại thực phẩm có nguồn gốc thực vật khác.[5] Hãy làm tương tự, và chính bạn sẽ tự bảo vệ bạn khỏi bệnh tim và một loạt các vấn đề sức khỏe khác. Như là một phần thưởng, bạn cũng sẽ làm phần việc của bạn để làm giảm nỗi đau của động vật và góp phần làm trong sạch môi trường. Vì vậy, bạn đang chờ đợi điều gì? Hãy ăn những gì bảo vệ trái tim của bạn.

*Tác giả bài viết: **Julieanna Hever**, MS, RD, CPT, also known as The Plant-Based Dietitian and host of the television show What Would Julieanna Do? , is the author of The Vegiterranean Diet and The Complete Idiot's Guide to Plant-Based Nutrition, speaker, health and fitness expert, and lifestyle coach.*
***Tâm Diệu** chuyển ngữ*

Dẫn chiếu:

Bản gốc: http://news.yahoo.com/absence-meat-makes-heart-grow-stronger-110000833.html

[1]http://press.thelancet.com/workinghours.pdfhttp://news.yahoo.com/absence-meat-makes-heart-grow-stronger-110000833

[2] Am J Clin Nutr. 2013 Mar;97(3):597-603. doi: 10.3945/ajcn.112.044073. Epub 2013 Jan 30. (http://www.ncbi.nlm.nih.gov/pubmed/23364007)

[3] Spring 2013 Kaiser Permanente Journal: http://www.thepermanentejournal.org/files/Spring 2013/Nutrition.pdf

[4]http://www.medpagetoday.com/Cardiology/Pr evention/46860

[5] Theo viện Gallup số người ăn chay ở Mỹ Là 15 triệu 400 ngàn người tức khoảng 5% dân số.

7
ĂN CHAY THUẦN (VEGAN), TRÁI TIM KHỎE MẠNH?

Kim A. Williams, MD, bác sĩ tim mạch, khoa trưởng khoa tim mạch bệnh viện Rush University Medical Center in Chicago, chủ tịch của tổ chức chuyên ngành Trường Môn Tim Mạch Hoa Kỳ (American College of Cardiology), giải thích lý do tại sao ông ăn chay thuần từ năm 2003 và bây giờ ông đề nghị các bệnh nhân của ông nên làm như ông.

Các bác sĩ muốn ảnh hưởng đến bệnh nhân của họ nhằm họ thay đổi lối sống để cải thiện sức khỏe, nhưng đôi khi vai trò (*bác sĩ-bệnh nhân*) lại bị đảo ngược và chúng tôi đã được bệnh nhân truyền cảm hứng. Đó là sự thành công của một bệnh nhân bị bệnh nặng đã tự chữa khỏi bệnh, gây động lực thúc đẩy tôi điều tra về chế độ ăn chay thuần.

Ngay trước ngày khai mạc hội nghị thường niên năm 2003 *Trường Môn Tim Mạch Hoa Kỳ (American College of Cardiology)* (ACC), tôi được biết mức độ cholesterol xấu LDL của tôi là 170 (*quá cao*). Rõ ràng tôi cần phải thay đổi điều gì đó. Sáu tháng trước đây, tôi đã xem dữ liệu ghi lại bằng nuclear scan của một bệnh nhân bị phát hiện có nguy cơ báo động cao về chứng thiếu máu cục bộ não.

Bệnh nhân này đã trở lại phòng thí nghiệm hạt nhân trước khi có cuộc họp thường niên 2003 của *Trường Môn Tim Mạch Hoa Kỳ*. Cô đã áp dụng chương trình "*Đảo ngược bệnh tim*" của Bác sĩ Dean Ornish trong đó bao gồm ăn chay, tập thể dục, và tập thiền. Cô ấy nói rằng chứng đau thắt ngực của cô đã hết trong vòng 6 tuần, và kết quả thông qua dữ liệu scan của cô cho biết bệnh của cô đã trở nên bình thường.

Khi thấy kết quả LDL cholesterol xấu của tôi, tôi xem xét chi tiết về chế độ ăn uống dựa trên nguồn thực vật (ăn chay) ghi trong các ấn phẩm của Dr. Ornish – kết quả chụp quang tuyến mạch vạch [1] một năm và năm năm cho thấy rõ sự cải thiện đáng tin cậy trong việc chẩn đoán xác định nhồi máu não qua hình ảnh PET [2] – một số nhỏ bệnh nhân, nhưng kết quả thống kê cho đầy ý nghĩa.

Tôi nghĩ rằng lâu nay tôi đã áp dụng một chế độ ăn uống lành mạnh - không ăn thịt đỏ, không ăn các loại thực phẩm chiên xào, ít sữa, chỉ ăn ức gà và cá. Nhưng thông tin trên web cho biết rằng bữa ăn với chicken breast của tôi có nhiều cholesterol (84 mg /100 g) so với thịt lợn (62 mg / 100 g). Vì vậy, tôi đã thay đổi chế độ ăn không có cholesterol từ ngày hôm đó bằng cách sử dụng chất đạm protein qua "các sản phẩm thay thế thịt" thường có sẵn trong các cửa hàng và nhà hàng. Trong vòng 6 tuần mức độ cholesterol xấu LDL của tôi đã xuống 90.

Tôi thường thảo luận về những lợi ích của việc áp dụng một chế độ ăn dựa trên nguồn thực vật (*nói cách khác là ăn chay*) với những bệnh nhân có cholesterol cao, tiểu đường, cao huyết áp hoặc bệnh động mạch vành. Tôi khuyến khích các bệnh nhân này đến các cửa hàng tạp hóa và nếm thử nhiều món ăn có nguồn gốc thực vật khác nhau của các loại thực phẩm cơ bản mà họ thường ăn. Đối với tôi, một số thực phẩm, chẳng hạn như các loại thực phẩm thay thế trứng gà có khẩu vị tốt.

Có hàng chục mẫu thức ăn (chay) mà có một số bạn thích và một số bạn không thích. Một trong những địa điểm lấy mẫu thức ăn chay yêu thích của tôi là ở sân vận động Tiger mới (Comerica Park) tại Detroit, nơi có năm món ăn thuần chay (vegan), bao gồm cả xúc xích chay Italian mà rất khó phân biệt với loại xúc xích làm từ thịt (vegan protein làm từ gốc thực vật có tác dụng làm giảm áp xuất máu)

Trong một số vùng miền của đất nước và một số nơi trên thế giới, việc tìm kiếm các nhà hàng thuần chay có thể là một thách thức. Nhưng ở hầu hết các nơi, nó khá dễ để tìm thấy các món ăn chay thân thiện qua việc tìm kiếm thông tin trên Web. Tìm kiếm thông tin trên web cũng có thể giúp cho các bệnh nhân quan tâm về các thức ăn họ ưa thích. Tôi thường tìm kiếm thông tin trên web cùng với bệnh nhân và nhanh chóng gửi email đề nghị tới họ.

Thật thú vị, tài liệu hướng dẫn phòng bệnh của *Trường Môn Tim Mạch* và *Hội Tim Mạch Hoa Kỳ* chúng tôi lại không có một khuyến cáo cụ thể nào về một chế độ dinh dưỡng thuần chay (vegan), như các nghiên cứu rất lớn và các nghiên cứu ngẫu nhiên nhỏ, chẳng hạn như chương trình ăn whole food của Dr. Ornish nhằm áp dụng một chế độ ăn dựa trên nguồn thực vật đã làm đảo chiều căn bệnh động mạch vành hẹp. Các dữ liệu cho kết quả rất hấp dẫn, nhưng những thử nghiệm ngẫu nhiên rộng lớn hơn là cần thiết để được kiểm chứng bởi những phương pháp hướng dẫn nghiêm ngặt của chúng tôi.

Sẽ không thể là một mục tiêu đáng khen ngợi của American College of Cardiology đặt mình ra khỏi hoạt động trong vòng một hoặc hai thế hệ? Chúng tôi đã đi một chặng đường dài trong việc phòng ngừa bệnh tim mạch, nhưng chúng tôi vẫn còn một chặng đường dài để đi tiếp. Cải thiện lối sống của chúng ta bằng cách cải thiện chế độ ăn uống và tập thể dục sẽ giúp chúng ta đạt được điều đó.

Tác giả: Kim A. Williams, MD | Tâm Diệu chuyển ngữ

Bản văn gốc:

http://www.medpagetoday.com/Cardiology/Prevention/46860

Chú thích:

[1] Chụp mạch vành (Angiograms) là một thủ tục sử dụng hình ảnh X-ray để xem các mạch máu tim, có thể giúp chẩn đoán bệnh tim, là loại phổ biến nhất của thủ tục ống thông tim. Trong thời gian chụp mạch vành, một loại thuốc nhuộm có thể nhìn thấy bằng máy X-ray được tiêm vào mạch máu của tim. Máy X-ray nhanh chóng có một loạt các hình ảnh (angiograms), cung cấp một cái nhìn chi tiết bên trong của các mạch máu.

[2] PET (Positron Emission Tomography) là một hình thức chẩn đoán bằng hình ảnh màu ba chiều

sự hoạt động của tim mạch đối với những bệnh nhân có bệnh lý động mạch vành và đánh giá các rủi ro và phân loại các dạng bệnh nhân khác nhau để chuẩn bị một cuộc giải phẫu lớn nếu cần thiết.

.

8

ĂN CHAY THUẦN (VEGAN) CÓ ĐẦY ĐỦ DINH DƯỠNG KHÔNG?

Đối với những ai đang ăn chay thường (vegetarian) có ý định chuyển qua ăn thuần chay (vegan) [1] tức ăn thuần rau đậu củ quả, không ăn trứng, uống sữa, và các sản phẩm biến chế từ sữa bò, có thắc mắc là liệu ăn thuần chay như thế có đầy đủ chất dinh dưỡng không?

Thật ra điều thắc mắc này không có gì là ngạc nhiên vì thái độ tâm lý con người luôn có một tiềm ẩn lo ngại điều gì đó xảy ra khi có một sự thay đổi. Tuy nhiên, ngày càng có thêm nhiều nghiên cứu khoa học kết luận rằng ăn thuần chay không những **đầy đủ dinh dưỡng**, mà còn hơn thế nữa là có thể **giảm nguy cơ bệnh** tim mạch, tiểu đường, béo phì, ung thư và nói chung là **tăng cường sức khỏe** thể chất lẫn tinh thần. Các nghiên cứu khoa học đã minh chứng rằng các căn bệnh nhồi máu cơ tim và tai biến mạch máu não cũng như một số loại ung thư là hậu quả của việc ăn nhiều thịt và các sản phẩm có nguồn gốc từ thịt như trứng, bơ, sữa, và ăn quá ít rau đậu trái cây.

Năm 2009, *Hiệp Hội Dinh Dưỡng Hoa Kỳ* (*American Dietetic Association*) , một tổ chức lớn nhất trên thế giới kết hợp những chuyên gia thượng thặng về thực phẩm và dinh dưỡng, đã phổ biến một bài xác định quan điểm của họ về chế độ ăn chay, bao gồm cả thuần chay [2]. *(bắt đầu trích)*:

"Quan điểm của *Hiệp Hội Dinh Dưỡng Hoa Kỳ* là chế độ ăn chay (*vegetarian diet*), bao gồm cả thuần chay (*vegan diet*), nếu được chuẩn bị đúng cách, đều **có lợi cho sức khỏe** (*healthful*), **đầy đủ dinh dưỡng** (*nutritionally adequate*), và có thể mang **lợi ích trong việc phòng ngừa và chữa trị một số bệnh**. Lối ăn chay được chuẩn bị cẩn thận **đều thích hợp cho mọi người trong mọi giai đoạn của đời người**, kể cả lúc phụ nữ mang thai, lúc cho con bú, cho trẻ em sơ sinh, thiếu nhi, thiếu niên, và cho các lực sĩ thể thao. Một chế độ ăn chay được định nghĩa là không bao gồm thịt (kể cả thịt của loại sinh vật có cánh bay) hoặc hải sản, hoặc sản phẩm có chứa những loại thực phẩm này". (hết trích) (xem toàn văn bản Anh ngữ và bản dịch trong số tới).

Nếu quý độc giả quan tâm làm sao để có đủ dinh

dưỡng, quý vị cần biết thức ăn nào có những chất gì và có lợi cho sức khỏe con người ra sao. Lần lượt trong những số tới chúng tôi sẽ liệt kê chi tiết các thức ăn này.

Thật không có gì ngạc nhiên khi chúng ta biết được những loại rau có lá xanh tươi đến xanh đậm, những loại củ và quả có mầu đỏ, mầu cam, mầu tím và mầu vàng là những thực phẩm quý giá mà các nhà dinh dưỡng đã nghiên cứu và đánh giá, do đó, càng có thêm lý do để chúng ta uống mỗi ngày một ly sinh tố rau xanh hay nước cà rốt bên cạnh những món ăn thuần chay tinh khiết khác. Những thứ đó không những chỉ tốt cho sức khoẻ cá nhân chúng ta mà còn giúp cho trái đất bớt ô nhiễm, bớt gió bão lụt lội, giúp cho nguồn nước được trong sạch và giảm thiểu nạn thiếu ăn trên thế giới.

Ngày nay tại một số quốc gia Tây phương như Hoa Kỳ, Canada, Anh và Pháp, người ta đã và đang có khuynh hướng ăn thuần chay nhằm bảo vệ sinh mạng của các loài sinh vật. Họ quan niệm rằng, ăn thuần chay không chỉ là một lối ẩm thực, mà còn là một lối sống từ bi không bạo động, không sát sinh trong đời sống hàng ngày. Lý tưởng ăn thuần chay là khát vọng cao tột của nền đạo đức con người, là kỷ nguyên mới cho nhân loại, một nhân loại sống trong yêu thương, không hận thù và không bạo động. Xin cầu chúc cho muôn loài được sống an lạc và hạnh phúc.

Chú Thích:

[1] Thông thường có hai loại ăn chay gồm có: "ăn chay thường" và "ăn thuần chay". Trong loại ăn chay thường lại phân chia ra làm hoai loại: loại thêm trứng sữa, và bơ (ovo-lacto vegetarian) và loại không ăn trứng nhưng uống sữa (lacto vegetarian). Còn thuần chay là những người ăn thuần rau đậu trái cây, không ăn trứng, uống sữa bò, và các sản phẩm biến chế từ sữa bò được gọi là vegan hay pure vegetarian, hay strict vegetarian [2] Am Diet Assoc. 2009 Jul; 109(7): 1266-82. (Tạp chí của *Hiệp Hội Dinh Dưỡng Hoa Kỳ* số 109 tháng 7 năm 2009)

9
ĂN CHAY
BẢO VỆ MÔI TRƯỜNG SINH THÁI

Thành phố San Francisco ở California đã trở thành thành phố thứ nhì trên thế giới và là thành phố đầu tiên của Mỹ có một ngày chính thức trong tuần không ăn thịt. Thành phố Ghent của Bỉ là thành phố đầu tiên trên thế giới. Phong trào không ăn thịt, ít nhất là một ngày trong tuần hiện đang có khuynh hướng gia tăng tại Hoa Kỳ và các nơi trên thế giới nhằm ủng hộ một lối sống lành mạnh và có ý thức về môi trường sinh thái, đồng thời kêu gọi sự thức tỉnh của con người về mối liên hệ giữa thói quen ăn uống, sức khỏe và sự biến đổi khí hậu toàn cầu.

Nhiệt độ ấm dần lên của quả địa cầu gia tăng, thời tiết biến động nhiều, khiến mưa lũ cùng với bão lớn và lốc xoáy nhiều hơn và ngày càng khủng khiếp hơn, như bão Katrina 2005 bên Hoa Kỳ, bão Nargis 2008 bên Miến Điện, và mới đây những trận bão liên tiếp ở vùng vịnh Mexico: Gustav, Hanna, Ike. Nhiều người lo ngại và tìm biện pháp đối phó. Các khoa học gia đã tìm hiểu nguyên nhân và xác nhận ăn thịt có tác động lớn đến môi trường sinh thái và ảnh hưởng không tốt đến sức khỏe con người. Vào năm 2006, một báo cáo của LHQ đã kết luận rằng việc sản xuất và tiêu thụ thịt góp phần làm biến đổi khí hậu qua quá trình tạo chất khí gây hiệu ứng nhà kính của nền công nghệ chăn nuôi súc vật.

Cơ quan *Lương Thực và Nông Nghiệp Liên Hiệp Quốc (FAO)* xác nhận việc chăn nuôi và giết thịt bò cùng các loại động vật khác chiếm 18% tổng lượng khí thải gây hiệu ứng nhà kính thông qua việc thải phân, xì hơi (trung tiện) và ợ hơi của chúng. Các chất khí gây hiệu ứng nhà kính, chẳng hạn như methane, các bon đai ốc xai và nitrous oxide, có liên quan đến tình trạng trái đất nóng dần lên làm biến đổi khí hậu. Biến đổi khí hậu gây bão tố thường xuyên, ảnh hưởng đến môi trường sống của con người. Theo *Ngân Hàng Thế Giới (WB)* công bố ngày 26/02/2007, mực nước biển dâng cao do hiện tượng trái đất nóng dần lên sẽ gây ảnh hưởng mạnh nhất ở các nước đang phát triển trong đó có Việt Nam, nhất là khu vực đồng bằng sông Cửu Long và đồng bằng sông Hồng. Nếu nước biển tăng lên 5 mét, Việt Nam có thể mất đi 16% diện tích đất với hơn 35% dân số và khoảng 35% tổng giá trị GDP bị ảnh hưởng. Nếu mực nước chỉ tăng 1 mét vẫn có khoảng 10,8% tổng dân số Việt Nam phải chịu ảnh hưởng tổn thất nặng nề. **Vì thế ăn chay có thể góp phần vào việc giảm bão tố lụt lội.**

Theo báo cáo của FAO, nghành chăn nuôi súc vật đã chiếm hơn 30% diện tích đất trên quả địa cầu để sản xuất thịt và càng ngày càng có khuynh hướng gia tăng. Số nông trại nuôi súc vật để làm thức ăn cho con người ngày nay đã gia tăng hơn bốn lần so với năm 1945. Để yểm trợ, con người phải phá hủy cây rừng thiên nhiên, lá phổi thở quý báu của nhân loại. Người ta tính cứ mỗi mẫu rừng phá hủy để làm nhà, làm chợ, làm bãi đậu xe và làm đường, thì có đến bảy mẫu rừng bị phá hủy để nuôi súc vật và trồng ngũ cốc cho chúng ăn. Hiện nay ở Hoa Kỳ, phân nửa diện tích đất nông nghiệp được dùng để sản xuất thực phẩm cho ngành chăn nuôi súc vật và 90% tổng sản lượng lúa mì thu hoạch được để dùng cho nghành này. Thống kê cho biết, cứ 16 pounds lúa mì cho súc vật ăn sẽ mang lại 1 pound thịt và theo Aaron Altshul, viết trong tác phẩm *Protein: Their Chemistry and Politics (Protein: Hóa học và Chánh trị)*: "*Nếu chúng ta sử dụng một mẫu đất (4.046m2) để trồng ngũ cốc cung cấp thực phẩm cho những người không ăn thịt, chúng ta sẽ được một sản lượng gấp 20 lần nhiều hơn, nếu chúng ta sử dụng đất ấy để sản xuất thịt*".

Thịt bò nói riêng và súc vật nuôi để làm thức ăn cho con người nói chung đã và đang làm tổn hại đến môi trường sinh thái trên quả địa cầu. Các nhà khoa học đã tính *"cứ mỗi quarter pound (một phần tư) thịt bò bạn ăn là 55 square feet rừng cây nhiệt đới vùng Trung Mỹ đã bị phá hủy và sự phá hủy này đã cung cấp 500 pounds khí các bon đai ốc xai vào bầu khí quyển"*. Bác sĩ Neal D. Barnard, chủ tịch *Ủy Ban Y Sĩ Trách Nhiệm Y Khoa Hoa Kỳ*, cũng đã nhấn mạnh rằng, *"nếu bạn là người ăn thịt, bạn đang góp phần vào việc phá hủy môi trường sinh sống trên trái đất, dầu bạn biết hay không biết. Rõ ràng, một điều mà bạn có thể làm được là không yểm trợ nền kỹ nghệ sản xuất thịt và bơ sữa Hoa Kỳ"*. **Như thế ăn chay có thể góp phần vào việc bảo vệ môi trường sinh thái, bảo vệ rừng cây xanh.**

Báo cáo của Liên Hiệp Quốc cũng cho biết có khoảng từ một tỷ đến hơn ba tỷ người sẽ bị thiếu nước và hàng triệu người sẽ phải đối mặt với nạn đói cũng như nhiều thảm họa thiên nhiên. Băng trên đỉnh núi Hy Mã Lạp Sơn đang tan nhanh, khiến diện tích vùng băng tuyết có thể thu hẹp từ 500 ngàn cây số vuông xuống còn 100 ngàn cây số vuông trước năm 2030. Trong khi đó ngành công nghệ sản xuất thịt lại sử dụng nước nhiều hơn tất cả các ngành công nghệ khác cộng lại và đồng thời thải ra ngoài sông rạch ao hồ những chất căn bã nhiều nhất làm ô nhiễm sông rạch, ảnh hưởng đến các nguồn nước thiên nhiên tinh khiết càng ngày cạn dần. Chỉ một lò sát sanh lớn tại Nebreska Hoa Kỳ, chuyên sản xuất thịt gà, đã sử dụng tới 100 triệu gallon nước mỗi ngày tương đương lượng nước cung cấp cho một thành phố có 25.000 dân cư. Trong quyển *Population, Resources and Environment (Dân số, Tài nguyên và Môi sinh)*, tác giả Paul và Anne Ehrlich đã so sánh: Nếu chúng ta muốn thu hoạch 1 pound lúa mì, chỉ cần 60 pound nước, nhưng nếu chúng ta muốn sản xuất 1 pound thịt bò, phải tiêu thụ từ 2.500 đến 6.000 pound nước. Ngoài ra, không khí chúng ta thở cũng bị ô nhiễm do khí methane thoát ra từ công nghệ sản xuất thịt. Robins Baskin, tác giả "*Diet for a New America*" đã viết rằng mỗi 1,3 triệu súc vật, sản xuất khoảng 100 triệu tấn khí methane hàng năm, khí này là một trong ba loại khí do tác dụng nhà kính gây ra có ảnh hưởng đến độ ấm nóng trái đất. Do vậy, **nếu chúng ta ăn chay sẽ tránh được lượng nước lớn ô nhiễm môi sinh và giảm thiểu khối lượng khí methane thả vào không khí.**

Tóm lại, nguyên nhân đưa đến tình trạng biến đổi khí hậu, khiến bão tố lụt lội nhiều hơn và nguồn nước sạch cùng không khí bị ô nhiễm là do chính con người gây ra, là mối đe doạ chung liên quan đến môi trường sống hiện nay. Đối với hàng triệu người nghèo đói trên thế giới thì vấn đề biến đổi khí hậu và các ảnh hưởng xấu của nó không còn là vấn đề của tương lai mà nó đã và đang huỷ hoại những ước mơ và những nỗ lực thoát khỏi cảnh nghèo đói của họ. Các thế hệ con cháu của chúng ta sẽ có nguy cơ bị ảnh hưởng. Tương lai của chúng ta không phải là định mệnh mà tuỳ thuộc nơi chính chúng ta. Chúng ta có thể thay đổi được tình thế và có thể chiến thắng được trong cuộc chiến chống hiện tượng biến đổi khí hậu toàn cầu, chống không khí và nước uống đang bị ô nhiễm, nhưng chiến thắng đó chỉ đạt được khi toàn thể chúng ta cùng nhau hiệp lực, trong đó có việc tiết giảm nhu cầu ăn thịt, ít nhất là một ngày trong một tuần như nhân dân hai thành phố San Francisco ở Hoa Kỳ và Ghent ở Bỉ Quốc đã làm. Dù là Phật tử hay không là Phật tử, dù giầu sang hay nghèo khó, chúng ta cũng có thể góp phần vào việc này bằng tình thương yêu của mình đối với môi trường xung quanh qua những hành động mang tính không sát hại chúng sanh, tôn trọng sự sống của muôn loài từ loài người, loài vật, cho đến cỏ cây hoa lá.

10

ĂN CHAY VÌ LÒNG TỪ BI

Trong các bài trước chúng tôi đã đề cập đến nhiều nguyên nhân và mục đích khác nhau thúc đẩy người ta từ bỏ việc ăn thịt chúng sinh mà chuyển qua ăn thực phẩm có nguồn gốc từ thực vật Những nguyên nhângần và những nguyên nhân xa. Gần như bảo vệ sức khỏe cho chính bản thân người ăn chay, giúp người ăn chay ít bệnh tật hơn như khoa học ngày nay đã chứng minh. Xa hơn là để bảo vệ môi trường sống, giúp cho hệ sinh thái, nguồn nước và không khí thở trong lành hơn và giảm thiểu quả địa cầu ấm nóng gây bão lụt xảy ra hàng năm ở Việt Nam và trên thế giới.

Trong bài này, chúng tôi đề cập đến một lý do khác thúc đẩy người ta ăn chay. Lý do ăn chay này không những chỉ có mặt trong cộng đồng Phật giáo mà còn có mặt ở khắp mọi nơi, mọi cộng đồngkhông phân biệt tôn giáo và sắc tộc. Đó là ăn chay vì tôn trọng sự sống, không gây tổn thương đến mạng sống của các loài vật hữu tình và nhất là vì muốn làm giảm bớt đi những nỗi khổ đau và chết chóc không cần thiết mà con người, một sinh vật thông minh hơn, gây ra cho chúng.

Điển hình như tổ chức bảo vệ súc vật PETA ở Mỹ có mục đích bảo vệ loài vật tránh sự ngược đãi bạo hành của con người. Các thành viên của tổ chức, tình nguyện ủng hộ tiền tài, nhân lực và tự nguyện ăn chay vì lý tưởngcủa tổ chức. Họ cho biết không thể nào nhẫn tâm hay vô cảm trước nỗi khổ đau của con vật, không thể nào ăn thịt chúng khi thấy chúng giẫy dụa trên các dây chuyền xẻ thịt và biến chế thực phẩm.

Cũng như một bác sĩ người Pháp – Bs. *Jérôme Bernard-Pellet,* người chuyên đi thuyết trình kêu gọi mọi ngườiên ăn chay. Khi được hỏi « *Ông là một bác sĩ, vậy vì lý do gì mà ông ăn chay ? ».* ông đã trả lời một cách thật trịnh trọng như sau : «- *Bà có biết không, gia đình cha mẹ tôi làm nghề chăn nuôi súc vật để giết thịt. Tôi đã thấy quá nhiều máu chảy và sự đau đớn. Tôi không còn ăn thịt được nữa ».*

Một trường hợp khác, thi hào Pháp thuộc thế kỷ XIX tên là Alphonse de Lamartine đã ăn chay từ khi còn rất nhỏ, ông ăn chay vì một hôm « *..theo mẹ đi ngang một lò sát sinh, ông thấy máu* *chảy lênh láng ra đến tận đường đi, mùi tử khí và mùi máu hôi tanh không chịu nổi. Khi về đến nhà thì ông xin mẹ được ăn chay ».* [1]

Như vậy, có một tầng lớp ăn chay vì lòng nhân từ hay nói rộng hơn là vì lòng từ bi của họ đối với loài vật hữu tình. Họ không ăn thịt bởi vì họ tin tưởng loài vật có quyền được sống và được đối xử như con người. Loài vật không thể là thức ăn cho con người. Loài vật là một loại chúng sinh tỉnh thức đều có bản năng ham sống và sợ chết như con người. Nếu như chúng bị tổn thương hay bị giết hại đều sinh khởi sự sợ hãi, thống khổ, sinh khởi sự phẫn nộ, oán hận và chống trả. Ví như con người giết hại lẫn nhau, đôi bên sẽ tạo thành kết thù, kết oán, mưu hại lẫn nhau.

Đối với những người Phật giáo, ngoài việc giữ giới cấm sát sinh như giới luật nhà Phật qui định, ăn chay còn là một phương thức tu tập hằng ngày, gieo trồng hạt giống từ bi và phát triển tâm từ bi đến với muôn loài chúng sinh từ gần đến xa, từ lớn đến nhỏ [2]. Một số người Phật giáo quá khiêm nhường khi cho rằng họ *"ăn chay cũng giống như bò ăn cỏ, ăn chay chẳng phải là tu"*. Họ nói vậy thôi, thực sự với người Phật giáo, thức ăn chay, mặc dù chỉ là rau, đậu, quả, củ (*xét về phương diện vật chất*), nhưng chính là thực phẩm (*xét về phương diện tinh thần*) nhắc nhở hằng ngày nuôi dưỡng tâm Từ bi và tâm Từ bi lại chính là mảnh đất mầu mỡ giúp cho Trí tuệ nẩy mầm và phát triển.

Ăn chay, một phần nhỏ là để cứu vớt những con vật vô tội, còn phần lớn là để phát triển tâm từ bi đối với những con vật đang bị hành hạ và chịu đau đớn diễn ra hàng ngày ở mọi nơi. Hãy xem những thước phim video được quay lén trong các trại chăn nuôi và trong các lò sát sinh mới thấy rằng những nơi đó là một trời địa ngục. Người ta thúc đẩy, đánh đập từng con bò, hết con này rồi tới con khác tiến vào lò sát sinh, hoặc hàng trăm hay hàng ngàn con gà đang bị đẩy vào máy để cắt cổ và nhổ lông…[xem video và ảnh bên dưới]

Trong các cơ sở chăn nuôi súc vật công nghiệp, gà mái đẻ phải chịu những nghiệt ngã nhất của đời sống. Từ ba đến năm con gà được nhốt giữ trong một hộp lưới hình chữ nhật có kích thước khoảng hai gang tay bề rộng và ba gang tay bề dài (12 inches x 18 inches) mà chung quanh bằng giây kẽm; những hộp như vậy được sắp chồng lên nhau. Đèn điện được thắp sáng trung bình 20 giờ một ngày để chúng ăn nhiều, đẻ nhiều. Hầu hết gà đều bị cắt mỏ để không cho chúng cắn lộn nhau vì bị căng thẳng thần kinh do sống trong một môi trường chật hẹp. Khoảng 95 phần trăm trứng được sản xuất bởi các nhà máy gà đẻ này. Gà làm thịt (broiler chickens) được sản xuất bởi các cơ xưởng tương đối khá hơn gà mái đẻ nêu trên. Sau khi nở, gà được chuyển đến xưởng chăn nuôi mà mỗi xưởng có thể chứa đến nhiều ngàn con. Khi gà con lớn dần, sự khủng hoảng tinh thần cũng gia tăng theo vì không đủ chỗ để xoay trở. Nhiều chú ở giữa một đám gà ngàn con thường bị chết vì ngộp thở. Gà được nuôi khoảng bốn tháng tức cân nặng chừng 3,5 pound là được chuyển đến lò sát sinh để làm thịt bán ra thị trường. Mỗi năm Hoa Kỳ nuôi và giết khoảng 7 tỷ con gà để làm thức ăn cho con người.

Heo cũng được nuôi giữ trong những điều kiện chật hẹp tương tự. Họ nuôi chúng với kỹ thuật mới về di truyền tính (genetic engineering), làm cho heo thật mau lớn với phí tổn thật ít. Thực phẩm của chúng thường trộn đủ loại thuốc. Heo cái chịu đựng thê thảm nhất; chỉ năm ngày sau khi sanh ra heo con, mẹ con chúng bị tách rời khỏi nhau ngay, để heo mẹ được cho thụ tinh nhân tạo, tiếp tục chu kỳ đẻ mới. Heo con được nuôi khoảng năm đến sáu tuần là bị giết để chế tạo món thịt ba chỉ (bacon), một số khác nuôi đến 18 tuần là bị giết để chế thành món ham ăn sáng và pork chop.

Cũng như heo, bò con vừa sinh ra là bị tách rời ngay ra khỏi bò mẹ, nhiều khi không có cơ hội ngậm vú mẹ lấy một lần trong cuộc đời, bò mẹ cũng không có cơ hội âu yếm liếm lên mình đứa con bé bỏng, đáng thương mà nó đã mang nặng đẻ đau, đưa vào cuộc đời. Bò con cái nuôi riêng để thành những máy đẻ mới, còn bò con đực, ta thường gọi là bê, được nuôi trong những chuồng rất hẹp bề ngang để bê không thể nhúc nhích được vì người tiêu thụ muốn thịt mềm. Chúng bị nhốt trong bóng tối suốt 100 ngày và được cho ăn bằng các thực phẩm lỏng nhân tạo không có chất sắt cốt để cho con bê thiếu máu, khi hạ thịt chúng có mầu hơi tai tái mà nhiều người thích ăn.

Cũng chỉ vì chiều cái ý thích nầy của thực khách mà cuộc sống của những con bê trở nên khốn khổ, tù tội và tiêu chảy suốt đời, do ăn loại thực phẩm lỏng đặc biệt để thịt được mềm.

Còn bò sữa cũng vô cùng đau đớn vì thường xuyên bị chích thuốc kích thích tố BGH (bovine growth hormone) nhằm sản xuất thật nhiều sữa để cho con người uống. Kích thích tố BGH tạo nên sức ép lớn từ cảm giác đến cơ thể, các bộ phận bị ép lớn và rộng thêm ra, từ chân cẳng đến bầu sữa, bầu vú sữa lớn đến nỗi họ phải dùng những túi nâng vú để nâng đỡ sức nặng và để cho vú khỏi chạm đất. Năm 1930 trung bình một con bò vắt sữa sản xuất được 12 pounds sữa, đến năm 1988 sự sản xuất gia tăng đến 39 pounds và ngày nay 49 pounds một ngày.

Nỗi đau khổ khi sống của những con gà, con heo, con bò nói trên không diễn tả hết được thì khi chết cũng khó mà diễn tả được nỗi thất đảm của chúng. Những con bò khi bị chuyển lên xe tải đưa về lò sát sinh là chúng đã bắt đầu sợ hãi. Có những con không chịu lên hay xuống xe tải nên bị kéo bằng giây cable, trông rất là thảm thương, chúng cứ ghì lại, nước mắt ứa ra như là có linh cảm sắp lên đoạn đầu đài. Đã thế, trong chuyến đi cuối cùng trước khi sang thế giới bên kia, những con vật khốn khổ này còn bị bỏ đói vì với khoảng 24 giờ đồng hồ, thực phẩm chúng ăn chưa kịp chuyển thành thịt, không đem lợi nhuận về cho chủ nó.

Như ngày nay khoa học đã chứng minh, hầu hết súc vật đều có bộ não và hệ thống thần kinh như con người. Chúng cũng có những cảm giác, biết nóng lạnh, sợ hãi và giận giữ như chúng ta. Khi sợ hãi chúng cũng giống như con người là nhịp tim đập mạnh, áp xuất máu lên cao, hơi thở hổn hển. Chúng đều muốn sống như chúng ta. Vậy có nên vì ngon miệng mà chúng ta đẩy biết bao sinh mạng vào hoàn cảnh khốn khổ như vậy suốt cả cuộc đời chăng?

[1] Hoang Phong, Đi nghe buổi thuyết trình về ăn chay của bác sĩ Jerom Bernard Pellet
[2] Kinh Từ Bi

11

CÓ PHẢI CON NGƯỜI ĐƯỢC TẠO RA ĐỂ ĂN THỊT ĐỘNG VẬT

Bác sĩ D. P. Atuhorale | Tâm Diệu chuyển ngữ

Dr. D.P. Atukorale, M.D. M.R.C.P. là bác sĩ chuyên khoa về tim mạch, là Giáo sư Viện Đại Học Colombo Tích Lan và là Cố Vấn Trưởng Khoa Tim Mạch, Viện Tim Mạch Quốc Gia, Colombo, Sri Lanka. Bài này và các bài nghiên cứu khác về y khoa và dinh dưỡng của ông được đăng tải trên Tập San Y Khoa Hiệp Hội Y Khoa Tích Lan và các báo Online edition of Daily News và Sunday Observer ở Colombo.

Một số người có nhận thức sai lầm rằng:
(a) Con người được tạo ra để ăn thịt, và
(b) Việc ăn thịt là điều cần thiết giúp cho con người được khỏe mạnh.

Hiện nay có hàng triệu người ăn chay trên thế giới sống lâu và khỏe mạnh hơn những người không ăn chay. Riêng tại Hoa Kỳ, thống kê cho biết có 9 triệu người ăn chay trong năm 1989 theo hội North American Vegetarian Society (Christian Science Monitor, 18-04-1990). Con số người ăn chay nhiều nhất trên thế giới là Ấn Độ.

Theo quan điểm của khoa cơ thể học và sinh lý học thì cấu trúc của con người không phải để ăn thịt động vật theo các lý do sau đây:

(1) Răng hàm con người giống như loài động vật ăn rau cỏ, thuộc loại bằng, dùng để nhai nghiền thức ăn, không giống như loại động vật ăn thịt có răng nhọn và bén dùng để cắt xẻ thịt. Có một số người cho rằng sự tồn tại của răng nanh chứng tỏ rằng chúng ta thích hợp với việc ăn thịt. Những con khỉ đột và giống khỉ đầu chó là loài động vật không ăn thịt, răng nanh của chúng được dùng như khí giới để tự vệ, không phải để ăn thịt.

(2) Bàn tay của con người khác với bàn tay (chân) của loài động vật ăn thịt có những móng nhọn vuốt, sắc bén (dùng để chụp mồi bắt thịt).

(3) Dung dịch acid trong dạ dày con người và loài động vật ăn rau cỏ có nồng độ thấp, thích ứng với việc tiêu hóa các thức ăn rau quả; không giống như loài động vật ăn thịt có nồng độ acid

rất cao (độ pH thấp) thích ứng cho sự tiêu hóa nhanh chất thịt.

(4) Hệ thống ruột của con người và loài động vật ăn rau quả rất dài nhằm thích hợp với sự tiêu hóa hoàn toàn loại thực phẩm rau đậu. Trái lại, loài động vật ăn thịt như cọp và sư tử có đường ruột rất ngắn cho phép bài tiết nhanh chóng những chất thải ra ngoài trong tiến trình chuyển hóa thực phẩm. Nếu như con người ăn thịt, những chất thải sẽ không được bài tiết ra ngoài nhanh chóng do đường ruột rất dài, vì thế sẽ gây nên nhiều chứng bệnh liên quan đến bộ phận tiêu hóa như ung thư biểu bì, ung thư ruột, thường thấy rất phổ thông trong số những người không ăn chay.

(5) Những người ăn chay và loài động vật ăn rau quả ra mồ hôi làm mát cơ thể, không giống như loài động vật ăn thịt phải thở mạnh (thở hỗn hển) để làm mát cơ thể.

(6) Loài người uống từng hớp nước, không giống như loài thú ăn thịt liếm nước bằng lưỡi.

(7) Những người ăn chay và loài động vật ăn rau quả đáp ứng được nhu cầu Vitamin C từ nguồn dinh dưỡng chay. Tất cả loài động vật ăn thịt tự tạo ra Vitamin C cho chúng.

(8) Con người giống như loài động vật ăn rau quả có bàn tay nắm lại được và sử dụngkhéo léo

không giống loài ăn thịt, không có bàn tay khéo léo.

(9) Loài động vật ăn thịt thường bài tiết ra ngoài các chất thải rất hôi thối, so với loài động vật ăn rau quả, các chất thải ít thối hơn.

(10) Những người ăn chay và loài động vật ăn rau cỏ không nuốt chửng thức ăn, khác với loài ăn thịt nuốt gọn thực phẩm.

(11) Phần lớn những người ăn chay thích ngọt, không giống như loài động vật ăn thịt ưa thích ăn thực phẩm chất béo.

(12) Loài người có bộ óc lớn hơn, có khả năng hành động một cách hợp lý, trong khi đó loài động vật ăn thịt tỏ ra ít khả năng cư xử thích ứng.

(13) Những người ăn chay thường ít bị ung thư đường ruột, buồng trứng và tinh hoàn so sánh với người ăn thịt. Họ cũng ít bị các chứng bệnh kinh niên khác như cao áp huyết, tiểu đường, sạn mật, mập phì và các chứng bệnh tâm thần như nghiện rượu...

(14) Bệnh tim mạch là chứng bệnh gây chết người nhiều nhất tại Tích Lan và các quốc gia đã và đang phát triển, không mấy phổ thông trong số những người ăn chay, vì thực phẩm chay không có chất cholesterol, trái với thịt có nhiều

cholesterol. Chế độ dinh dưỡng chay thường có loại chất béo không bão hòa giúp hạ lượng cholesterol, trái vớichất béo bão hòa chứa trong thịt thường làm gia tăng lượng cholesterol trong máu. Theo sự hiểu biết thông thường thì lượng cholesterol cao gây nguy hiểm đến chứng bệnh tim mạch.

(15) Tiêu thụ thực phẩm rau, quả, ngũ cốc và hạt đậu chứa đầy đủ chất đạm, chất béo, chất khoáng, chất carbohydrates, fibre và vitamins cần thiết, là điều ưu tiên của chúng tanhằm bảo vệ lâu dài sức khỏe và sống đời an vui cùng là ngăn ngừa các căn bệnh kinh niên như bệnh tim, cao áp huyết, đột quỵ, tiểu đường và ung thư, thường hay xảy ra nơi những người ăn thịt.
Vì thế con người được tạo ra là để trở thành người ăn các loại thực phẩm có nguồn từ thực vật.¡

Nguyên tác bằng Anh ngữ: Is man created to eat meat? by Dr. D.P. Atukorale, MD, Tâm Diệu chuyển ngữ

12

CHẾ ĐỘ ĂN CHAY VÀ VITAMIN B-12

Lời người biên tập: Có một số nghiên cứu đo lượng vitamin B-12 và chỉ số homocysteine (tHcy) trong máu nơi những nhóm người ăn chay từ nhiều vùng khác nhau trên thế giới, trong đó có những người theo Ấn Độ Giáo và Kỳ Na Giáo ở Ấn Độ. Họ thấy những nhóm người ăn chay có lượng vitamin B-12 thấp. Mặc dầu sự liên hệ giữa hàm lượng vitamin B-12 và chỉ số homocysteine (tHcy) chưa được hiểu hết hoàn toàn nhưng kết quả cho biết những người có lượng vitamin B-12 thấp lại có chỉ số homocysteine (tHcy) cao và một khi chỉ số tHcy cao là chỉ dấu báo hiệu yếu tố nguy cơ có thể gây ra chứng suy tim. Bài viết dưới đây nhằm giúp những người ăn chay trường loại thuần chay (vegan), nhất là các tu sĩ Phật Giáo trong các cộng đồng Phật Giáo Bắc Truyền (Bắc Tông hay Đại Thừa Phật Giáo) nên lưu ý đến vấn đề ăn chay cho đúng phương pháp và cần bổ xung thêm thuốc bổ đa năng (multivitamins) và vitamin loại **methylcobalamin B-12.**

Hiện nay chế độ ăn chay được phân làm hai loại chính, trong tiếng Anh gọi là vegetarian và vegan. Theo thống kê năm 2011của *Harris Interactive* nước Mỹ có 2.5% dân số là vegan và 2.5% dân số là vegetarian.

Vegetarian dùng để chỉ những người không ăn thịt các loài động vật. Nhưng họ có thể ăn trứng và uống sữa. Thịt động vật được định nghĩa là thịt các loài sinh vật có cảm giácvà tự cử động được, tức là các sinh vật biết đi, biết bò, biết cọ quậy, biết bay và biết bơi. **Vegetarian** lại được phân chia làm ba loại tuỳ theo sở thích (1) **Lacto Vegetarians** (ăn chay có sữa): Những người này không ăn thịt động vật và trứng, nhưng dùng thêm sữa và các phó sản của sữa như bơ, phó mát. (2) **Ovo Vegetarians** (ăn chay có trứng): Những người này không ăn thịt động vật và không uống sữa, nhưng có dùng thêm trứng. (3) **Lacto-Ovo Vegetarians** (ăn chay có trứng và sữa): Những người này không ăn thịt động vật, nhưng ăn trứng, uống sữa và các phó sản của sữa như bơ, phó mát. Loại này phổ thông nhất.

Vegan (ăn chay thuần): Những người này không ăn các thực phẩm có nguồn gốc từ các loài động vật, tức là không ăn bất cứ loại thịt động vật nào, không ăn trứng, không uống sữa và không ăn các sản phẩm của sữa, không ăn mật ong, cũng như không tiêu dùngcác vật dụng có liên hệ tới sự sống của con vật như mặc áo lụa dệt bằng tơ, áo len dệt bằng lông cừu, áo lông thú, mang giầy, bóp, ví bằng da cá sấu, hoặc da bò.

****

Nhiều nghiên cứu khoa học cho biết những người ăn chay dù ăn theo bất cứ loại nào nếu có kế hoạch đều đạt được nhiều lợi ích đáng kể và chỉ ra rằng chế độ ăn dựa trên thực phẩm có nguồn gốc thực vật có liên quan với giảm nguy cơ bệnh tim mạch, một số loại ung thư và một số bệnh thoái hóa mạn tính khác . [01, 02] Tuy nhiên, nghiên cứu cho thấy người ăn chay thuần (vegan), có hàm lượng vitamin B-12 thấp hơn và chỉ số homocysteine (tHcy) cao hơn so với những người không ăn chay, điều này cho thấy tiềm năng thiếu hụt một số chất dinh dưỡng.

Mặc dù các triệu chứng đáng chú ý đầu tiên của tình trạng thiếu vitamin B-12 không có chỉ dấu đặc biệt như mệt mỏi bất thường hay có vấn đề tiêu hóa. Tuy nhiên, những triệu chứng lâm sàng xuất hiện từ từ và kín đáo trong nhiều tuần, đôi khi trong nhiều tháng. Chúng có biểu hiện đầu tiên là mệt mỏi tăng dần, chán ăn, gầy sút rồi sau đó xuất hiệnthiếu máu, tổn thương hệ thần kinh, da và niêm mạc.

Có hai nguyên nhân chính dẫn đến tình trạng thiếu vitamin B-12 là (1) không cung ứng đủ cho cơ thể thực phẩm có chứa vitamin B-12 (như nghèo đói và ăn chay chay thuần (vegan), và (2) hấp thụ kém vitamin B-12. Phần lớn những người thiếu vitamin B-12 do bởi nguyên nhân thứ hai. Sự hấp thụ vitamin B12 cần có yếu tố nội tại (một protein do tế bào thành của niêm mạc dạ dày tiết ra) và enzyme phân hủy protein của tụy. Vitamin B12 được hấp thụ bởi đoạn cuối ruột non. Theo thống kê năm 2010 nước Mỹ có 16% dân số tức khoảng 48 triệu người Mỹ bị rối loạn dinh dưỡng do thiếu vitamin B12 nhưng không được các bác sĩ chẩn đoán và điều trị đúng, gây ra rất nhiều chứng bệnh.

Vitamin B-12 thường không có ở những thực phẩm chay, chỉ có ở các sản phẩm chế biến từ thịt động vật và một số ít có trong trứng và bơ sữa. Vì thế với những người ăn chay **loại thuần chay và trường chay**, phải có kế hoạch cẩn thận cho một chế độ ăn uống, cần thử máu theo dõi tình trạng vitamin B-12 và chỉ số tHcy (total homocysteine) trên cơ sở thường xuyên để có thể phát hiện sớm tình trạng thiếu vitamin B-12, và nên sử dụng hàng ngày các loại thực phẩm như thức ăn sáng cereals, sữa đậu nành có pha trộn thêm vitamin B-12 hay hay uống thêm thuốc bổ sung loại đa năng (multivitamins), hoặc dùng thuốc vitamin B-12 bổ sung.

Có một số nghiên cứu đo lượng vitamin B-12 và chỉ số homocysteine (tHcy) nơi những nhóm người ăn chay từ nhiều vùng khác nhau trên thế giới. Mặc dầu sự liên hệ giữa hàm lượng vitamin B-12 và chỉ số homocysteine (tHcy) chưa được hiểu hết hoàn toànnhưng kết quả cho biết những người có **lượng vitamin B-12 thấp lại có chỉ số tHcy cao** [03]

Homocysteine (Hcy) là amino acid. Khi cơ thể chuyển hóa amino acid methionine, homocysteine được hình thành như một sản phẩm của quá trình này. Thông thường, hầu hết các homocysteine được tái chế như amino acid khác. Tuy nhiên, cơ thể cần đủ lượng vitamin B12 và folate acid trong chế độ ăn uống để làm điều này. Nếu không có đủ vitamin B12 và folic acid, quá trình tái chế trở nên bị trục trặc, gây ra mức độ homocysteine trong máu tăng lên. Tổng số homocysteine (tHcy) cao trong máu thường chỉ ra rằng cơ thể không nhận được đủ folate acid hoặc vitamin B12 từ thực phẩm hay thuốc bổ sung.

Theo một công trình nghiên cứu của Mỹ đã được công bố, chỉ số homocysteine (tHcy) cao trong máu là một yếu tố nguy cơ gây ra chứng suy tim (congestive heart failure). Nhiều nghiên cứu khác của Austria, Đức và Đài Loan cũng khẳng định sự liên quangiữa chỉ số homocysteine (tHcy) trong máu và nguy cơ phát sinh các cơn đau tim, đột quy, thậm chí cả chứng viêm tĩnh mạch.[04, 05]

Theo tiêu chuẩn của nhiều phòng xét nghiệm

trên thế giới, chỉ số homocysteine (tHcy) được coi là bình thường nếu nằm trong giới hạn: 6–12 µmol/L.

Theo lời khuyên của các chuyên gia y tế, mọi người đều nên làm xét nghiệm chỉ số homocysteine (tHcy) để có cách xử trí kịp thời nếu mức homocysteine trong máu lên cao bất thường; vì tình trạng này có thể dẫn đến chứng mất trí nhớ và nhiều bệnh tim mạch. Nếu chỉ số tHcy cao, có thể khắc phục bằng cách uống vitamin B6, vitamin B12 [06] và folic acid B-9. Nên lưu ý (1) vitamin B-12 phải là loại Methylcobalamin B-12. (2) Folic acid B-9 phải là loại Methyl Folate (thế hệ thứ 4 của folic acid và (3) Vitamin B-6 cần có thêm Mg++.

Trên thế giới hiện có một dược phẩm giúp hạ homocysteine mang tên Homocysteine Formula. Mỗi viên chứa 50 mg vitamin B6, 400 mcg folic acid, và 125 mcg vitamin B-12 (số lượng thay đổi tuỳ theo nhà sản xuất).

Nói tóm lại, những người ăn chay trường loại thuần chay (vegan), nhất là các tu sĩ Phật Giáo trong các cộng đồng Phật Giáo Bắc Truyền (Bắc Tông hay Đại Thừa Phật Giáo) nên lưu ý đến vấn đề ăn chay cho đúng phương pháp và cần bổ xung thêm thuốc bổ đa năng (multivitamins) và vitamin loại methylcobalamin B-12.

Bài viết này chỉ có tính cách thông tin, mọi liên

quan đến việc chẩn và chữa bệnh là thuộc thẩm quyền của bác sĩ y khoa.

Dẫn chiếu

[01] Sabaté. The contribution of vegetarian diets to health and disease: a paradigm shift? Am J Clin Nutr 2003;78(suppl):502S–7S.

[http://ajcn.nutrition.org/content/78/3/502S.abstract?ijkey=dcbb971e905279f3baeb6df83e652ff723e3ed56&keytype2=tf_ipsecsha]

[02] Appleby PN, Key TJ, Davey GK, Appleby PN. Health benefits of a vegetarian diet. Proc Nutr Soc 1999;58:271–5.

[http://www.ncbi.nlm.nih.gov/pubmed/10466166?dopt=Abstract]

[03] Vitamin B-12 and homocysteine status among vegetarians: a global perspective Am J Clin Nutr 2009 89: 1693S-1698S Abstract/Full Text/ Full Text (PDF)

[04] The American Journal of Clinical Nutrition

http://ajcn.nutrition.org/content/89/5/1693S.full

[05] The Journal of the American Medical Association March 12, 2003, Vol 289, No. 10

[06] Methylcobalamin được nhiều nhà nghiên cứu cho là loại hoạt động mạnh nhất của vitamin B12. Methylcobalamin bảo vệ tế bào thần kinh vỏ não chống NMDA và thúc đẩy việc tái tạo tế bào thần kinh. Methylcobalamine là dạng duy

nhất của vitamin B-12 có tham gia trong việc điều chỉnh nhịp sinh học (chu kỳ ngủ-thức). Nó đã được chứng minh trong việc cải thiện chất lượng giấc ngủ và làm mới từ giấc ngủ, cũng như tăng cảm giác hạnh phúc, sự tập trung và sự tỉnh táo.

13

CHUYỂN ĐỔI CHẾ ĐỘ ĂN UỐNG TỪ THỊT CÁ SANG RAU ĐẬU

Từ nhiều chục năm qua, hàng triệu người Hoa Kỳ, Canada, và các quốc gia phát triển trên thế giới, đã theo đuổi chế độ ăn thực phẩm rau đậu nhằm ngăn ngừa bệnh tật. Họ cho hay chế độ ăn này đem lại nhiều điều lợi ích, ăn ngon và bổ dưỡng. Đa số đều cho rằng chỉ một thời gian ngắn sau khi từ bỏ ăn thịt cá, chuyển sang ăn thực phẩm rau đậu, cảm giác ngon miệng và thèm ăn trở lại. Tuy nhiên, cũng có nhiều người phải trải qua một tiến trình thay đổi dài vì đối với họ tập quán ăn thịt đã in sâu trong tiềm thức, khó gột rửa trong một thời gian ngắn.

Điều quan trọng là chúng ta phải tiến hành từng bước, không nên quá đột ngột thay đổi. Trong bài này chúng tôi sẽ đề cập đến một tiến trình thay đổi từ từ bằng cách tái điều chỉnh khẩu vị của chúng ta với những thực phẩm mới.

Trước hết chúng ta nên từ bỏ một quan niệm sai lầm chung là tập quán không bao giờ thay đổi được. Những chứng minh của đa số người nghiện thuốc lá cho hay họ đã từ bỏ được vì họ có quyết tâm và sự cố gắng thực hành nhiều lần. Đối với những người béo (mập) cũng vậy, nếu không có ý chí và cố gắng nhiều lần thì không bao giờ giảm mập được. Vì thế chúng ta có thể thay đổi tập quán ăn uống của chúng ta được, nếu như chúng ta quyết tâm và chịu khó lập đi lập lại sự quyết tâm đó.

THAY ĐỔI KHẨU VỊ

Bước đầu tiên trong tiến trình chuyển đổi chế độ ăn uống từ thịt cá qua chế độ ăn rau đậu là thay đổi khẩu vị. Các món ăn như thịt nướng, cá chiên, mì xào, burgers, gà chiên, và khoai tây chiên (French fries) đã hấp dẫn chúng ta vì đã quen ăn từ bao nhiêu năm.

Từ nhỏ chúng ta đã được cha mẹ cho ăn những thức ăn như thế và theo quan niệm của một số tôn giáo, có thể từ những kiếp trước chúng ta cũng được cho ăn như vậy, một thói quen cứ lập đi lập lại thành một tập quán khó từ bỏ.

Thật ra, việc thay đổi tập quán ăn uống dễ hơn tập quán hút thuốc lá hay bất cứ một tập quán nào khác, bởi vì có rất nhiều loại thực phẩm tốt cho sức khỏe (healthy foods) có thể thay thế cho các thực phẩm cá thịt chúng ta đang ăn. Vì thế, chúng ta hãy quyết tâm phá vỡ tập quán ăn thịt. Chúng ta hãy tái điều chỉnh khẩu vị thích mỡ béo, thích mùi thơm ngon do mỡ thịt đem lại. Nếu bạn thích phết bơ vào bánh mì, khoai tây nướng hay món rau, hãy cố gắng phết ít đi hay bỏ luôn. Sau một vài lần từ bỏ bạn sẽ thấy khẩu vị ít chất béo của bạn thay đổi trong chiều hướng mới. Những thứ khác cũng thế.

Đối với những người Tây phương hay những ai chịu ảnh hưởng nền ẩm thực Âu Mỹ thì có lẽ bơ sữa và các phó sản của chúng là loại thực phẩm khó từ bỏ nhất, vì hầu như mọi người đều có mối liên hệ mật thiết với loại thực phẩm đã nuôi nấng mình từ nhỏ. Do đó phải có thời gian, mới thay đổi được sự phụ thuộc vô thức này. Nếu bạn uống sữa bò hằng ngày, hãy giảm độ béo của sữa từ whole milk, qua low fat milk rồi từ low fat milk qua soy milk rồi cuối cùng là low-fat soy milk. Từ loại có đường rồi đến loại ít hay không đường.

Đối với những bạn thích ăn các loại thức ăn nhanh có mùi vị burger hay hâm khói (smoked), hãy ăn thử soy-burgers, shiitake mushroom burgers, soy sausages, soy-ham, soy-beacon, và soy-hot-dogs do các công ty sản xuất thực phẩm Hoa Kỳ chế tạo như Garden Burgers, Morningstar

Farms, Green Giant Harvest, Worthington, và Loma Linda. Đây là những thức ăn chay, biến chế cho phù hợp với khẩu vị người Hoa Kỳ, được làm bằng tổng hợp thực phẩm đậu nành, gạo nứt, nấm rơm và các thứ thực vật tốt khác. Các nhà sản xuất đã lọc bỏ chất béo thực vật mà thường là loại polyunsaturated fat nên các loại thực phẩm này có ít chất béo hay không có chất béo cũng như chất cholesterol.

Những bạn quen với mùi vị Tầu như mùi ngũ vị hương có thể mua các thức ăn chay biến chế do Đài Loan, Hong Kong và Việt Nam chế tạo. Riêng các ham chay Nhật Bản không có mùi vị Tầu, ăn ngon nhưng đắt tiền hơn và có nhiều chất bột ngọt MSG (monosodium glutamate). Các siêu thị Á Đông nào cũng có ít nhất một quầy bán thực phẩm chay. Tuy nhiên, các loại thực phẩm biến chế này chỉ nên ăn hạn chế trong thời gian chuyển tiếp, sau khi đã hoàn tất tiến trình chuyển đổi nên cắt hoàn toàn những thức ăn nàytrong thực đơn hàng ngày của bạn.

Đường và đồ ngọt khó bỏ hơn thịt cá. Bạn nên chuyển dần sang dùng các loại chất ngọt tự nhiên để cơ thể có khả năng tự điều chỉnh lượng đường trong máu.

Khẩu vị mới cần phải được lập đi lập lại là một việc làm quan trọng. Mùi vị sữa đậu nành cho những người mới uống lần đầu rất là lạ cũng như các thực phẩm đậu hũ chiên hay luộc cũng thế. Sự cố gắng là một điều cần thiết, trước lạ sau quen.

NGUYÊN TẮC THAY ĐỔI

Thiết lập một kế hoạch ăn thực phẩm rau đậu cho có đầy đủ chất bổ dưỡng để bảo vệ sức khỏe và ngăn ngừa bệnh tật không có gì là khó khăn. Theo bác sĩ Neal Barnard, Chủ tịch Hiệp Hội Y Sĩ Trách Nhiệm Hoa Kỳ, có ba nguyên tắc chính là:

(1) Thay thế các thực phẩm có nguồn gốc thịt động vật (animal sources) bằng các thực phẩm có nguồn gốc thực vật (plant foods).

(2) Thay thế các thực phẩm tinh lọc (refined foods) bằng thực phẩm nguyên chất (unrefined foods).

(3) Thay thế các thực phẩm đóng hộp bằng thực phẩm tươi (fresh), đông lạnh (frozen) và khô.

TIẾN TRÌNH THAY ĐỔI

Thật ra tiến trình thay đổi từ chế độ ăn thịt cá sang chế độ ăn rau đậu không khó lắm. Có nhiều người bỏ thịt cá ngay, có nhiều người ăn dặm thực phẩm rau đậu một thời gian ngắn và cũng có nhiều người ăn dặm thực phẩm rau đậu một thời gian dài rồi sau đó mới từ bỏ hẳn thịt cá.

Có nhiều cách để thay đổi tập quán ăn uống tùy theo hoàn cảnh và cường độ thói quen. Dưới đây chúng tôi đưa ra hai đường lối loại bỏ tập quán ăn những thực phẩm không tốt cho sức khỏe do bác sĩ Neal D. Barnard, M.D., người đứng đầu Hội Đồng Y Khoa *"Physicians Committee for Responsible Medicine"*, gồm 3.400 bác sĩ y khoa Hoa kỳ đề ra:

(1) Dùng Thực Phẩm Chuyển Tiếp: Thực phẩm chuyển tiếp (transition foods) có thể giúp cơ thể chúng ta dễ dàng chấp nhận trong lúc có sự thay đổi lớn lao và cấp thời từ một chế độ dinh dưỡng thịt cá nhiều mỡ béo thơm ngon qua chế độ ăn thực phẩm rau đậu ít chất béo, ít thơm ngon nhưng nhiều bổ dưỡng.

Thật ra thực phẩm chuyển tiếp là những thực phẩm chay biến chế, lấy từ nguồn thực vật, cho phù hợp với khẩu vị người Tây Phương, như soy-burgers, soy-ham, soy-hot-dogs, soy-beacon.. ngay cả cà rem cũng làm bằng tofu. Những thứ này có mùi vị quen thuộc nên dễ dàng thích hợp khẩu vị của chúng ta, để xa dần những thứ thịt cá thiệt không tốt cho sức khỏe.

Các cửa hàng thực phẩm "health food stores" và một số siêu thị có bầy bán rất nhiều thực phẩm chay biến chế không có nguồn gốc thịt động vật, có thể giúp bạn rất nhiều trong việc chuyển đổi chế độ dinh dưỡng từ thịt cá qua thực phẩm rau đậu. Những thực phẩm này, từ burgers cho đến ribs, được làm từ protein đậu nành, gạo lức, nấm rơm và các thứ rau đậu khác, ăn ngon gần như những món ăn thịt cá mà bạn vẫn ăn trước đây. Chúng cũng được dùng trong các nhà hàng chay, trong các bữa tiệc thịnh soạn để thiết đãi bạn bè trong các dịp lễ và ăn picnic ngoài trời.

Vì cần cung ứng cho nhiều sở thích khác nhau, nên các nhà sản xuất cũng chế ra nhiều loại thực phẩm có độ béo khác nhau, fat, low-fat, và non-fat. Bạn có thể thử cả ba loại để tự mình biết rằng loại fat bao giờ ăn vẫn thấy ngon và đậm đà. Vì thế bạn nên giảm từ từ, từ fat, đến low fat. Chúng tôi sẽ bàn thêm chi tiết trong bài nói về thực phẩm biến chế.

(2) Kế Hoạch Năm Bước: Kế hoạch này trực tiếp phá vỡ tập quán ăn thịt cá của chúng ta. Hãy áp dụng từ một tháng đến vài tháng cho mỗi bước trước khi bước qua bước kế tiếp. Tuy nhiên đừng dừng ở quá lâu một bước. Lợi ích lớn nhất đạt được do bởi hoàn thành năm bước, chứ không phải nơi từng bước.

Bước Thứ Nhất. Thêm vào thức ăn hằng ngày là ngũ cốc nguyên chất (whole grains) và đậu (legumes). Bạn có thể thay vì ăn hai bữa cơm gạo trắng một ngày bằng cách ăn một bữa gạo trắng và một bữa gạo lứt tẻ hay lưt nếp nấu với đậu lentil, split green peas, hay đậu xanh nguyên vỏ (mung bean). Sáng thay vì ăn sáng bằng bánh mì Pháp hay bánh mì lát nên thay thế bằng loại bánh mì lát whole grains hay cháo yến mạch (hot oatmeal). Tất cả những thứ này đều có chứa nhiều carbohydrate và fiber, lại ít chất béo và không cholesterol.

Bước Thứ Hai. Thêm nhiều rau tươi và trái cây. Giống như whole grains và đậu, chúng cũng có nhiều chất carbohydrates, fiber và không chất béo cũng như không cholesterol. Rau ở dạng đông lạnh cũng tốt như rau tươi.

Bước Thứ Ba. Loại bỏ thịt bò, heo, gà, cá, và tôm. Làm như vậy là bạn đã loại bỏ những nguồn gốc gây bệnh là chất béo, chất cholesterol, và calories. Bước này rất quan trọng. Phải hoàn toàn loại bỏ hết những thứ không tốt cho sức khỏe trong giai đoạn này. Vương vấn trong miệng và trong tâm tưởng một ít thịt và một ít cá thường là có khuynh hướng gia tăng số lượng ăn thịt cá trong tương lai. Loại bỏ hết thịt cá trong bước này giúp việc chuyển đổi dễ dàng hơn. Bạn có thể dùng thử một số thực phẩm chay chuyển tiếp ở giai đoạn này.

Bước Thứ Tư. Loại bỏ trứng, sữa và các phó sản của sữa như cheese, cream, yogurt, whey và casein. Các thực phẩm này chứa nhiều chất béo bão hòa và chất cholesterol và có thể mang nhiều mầm mống độc hại khác.

Bước Thứ Năm. Giảm thiểu dầu thảo mộc (oil vegetable) ngoại trừ dầu olive oil. Thay vì dùng dầu để chiên, hãy áp chảo nóng với thật ít dầu và nên dùng loại dầu canola. Loại bỏ việc thêm dầu vào thực phẩm. Tránh không dùng các thực phẩm high-fat foods như là potato chips, french fries, và oily salad dressings.

Bạn đừng lo lắng về protein, nếu hàng ngày bạn uống một ly sữa đậu nành, ăn từ hai đến ba chén cơm gạo lứt, một chén súp đậu lentil hay đậu đen, một lát đậu hũ luộc, và các loại rau trái tươi thì cơ thể của bạn nhận đủ lượng protein cần thiết.

Nhiều protein sẽ không tốt cho cơ thể vì làm gia tăng tính độ acid và có thể sinh ra nhiều thứ bệnh tật. Cũng nên biết, ở trạng thái bình thường, máu trong cơ thể con người phải ở trong tình trạng trung hòa tính độ acid và kiềm (base), độ đo pH là 7.41 - điều kiện này cho phép tiến trình hóa học của cơ thể hoạt động một cách hữu hiệu nhất và tất cả chất thải hồi của tiến trình này đều bị khử diệt nhanh chóng.

Nếu ăn nhiều thực phẩm có tính acid thì tính độ acid trong cơ thể gia tăng, do đó những bộ phận thanh lọc máu như gan, lá lách, thận và tim sẽ phải hoạt động nhiều hơn bình thường, dễ bị suy yếu và sinh ra các bệnh về tim mạch, các bệnh về cơ thần kinh, hạch tuyến, và bệnh tiểu đường. Đó là chưa kể đến việc mất calcium vì khi ăn nhiều thức ăn có tính độ acid cao, cơ thể phải lấy chất calcium từ xương để hóa giải acid, cầm giữ mức độ trung hòa pH trong máu.

Khi pH trong máu giảm xuống dưới 7.35 cảm giác con người bị suy giảm, cơ thể uể oải, lười biếng, dễ chóng mặt, buồn nôn nhức đầu và có thể bất tỉnh nếu pH xuống thấp 7.0. Ấy là chưa kể những độc tố chưa được thải hồi sẽ tích tụ ở đâu đó trong cơ thể.

Vì thế nên tránh tối đa những thức ăn có khả năng gia tăng tính độ acid như các thức ăn (1) gốc thịt động vật, trà, cà phê, rượu, các loại gia vị, các thức ăn ngâm giấm, ngâm muối, dầu mỡ đường, các loại thức ăn chiên xào, và các loại tinh bột biến chế, và (2) nên ăn những thực phẩm có tính cách gia tăng tính độ kiềm (akaline), có tác dụng trung hòa acid như các loại rau, các loại trái cây, (3) các loại hạt đậu, đặc biệt là đậu nành, cà chua, chuối, táo là những loại có tính kiềm nhiều nhất, trái figs có chứa một loại enzyme đặc biệt gọi là ficin có khả năng hóa giải các độc tố trong máu và một chất khác gọi là seratonin có khả năng bồi bổ trí óc. Tuy nhiên nếu ăn nhiều thực phẩm có tính độ kiềm, (độ pH trong máu gia tăng) cũng đưa tới các bệnh về đường ruột. Khi độ pH trên 7.45 hệ thần kinh trở nên bị kích động, dễ bị kinh phong, nhức đầu và chóng mặt.

14

QUAN ĐIỂM VỀ ĂN CHAY
CỦA HIỆP HỘI DINH DƯỠNG HOA KỲ

Sau một thời gian dài nghiên cứu, thảo luận, phân tích và đánh giá các khảo cứu khoa học liên quan đến thực phẩm và dinh dưỡng của chế độ ăn chay, vào tháng 7 năm 2009, Hiệp Hội Dinh Dưỡng Hoa Kỳ (the American Dietetic Association) một tổ chức lớn nhất trên thế giới kết hợp những chuyên gia thượng thặng về thực phẩm và dinh dưỡng, đã công bố một bài xác định quan điểm của họ về chế độ ăn chay, bao gồm cả thuần chay. Bản dịch Việt và nguyên bản tiếng Anh đính kèm như sau:

Bản dịch Việt:

"Quan điểm của *Hiệp Hội Dinh Dưỡng Hoa Kỳ* là chế độ ăn chay (*vegetarian diet*), bao gồm cả thuần chay (*vegan diet*), nếu được chuẩn bị đúng cách, đều **có lợi cho sức khỏe** (*healthful*), **đầy đủ dinh dưỡng** (*nutritionally adequate*), và có thể mang lại **lợi ích trong việc phòng ngừa và chữa trị một số bệnh**. Chế độ ăn chay được chuẩn bị cẩn thận **đều thích hợp cho mọi người trong mọi giai đoạn của đời người**, kể cả lúc phụ nữ mang thai, lúc cho con bú, cho trẻ em sơ sinh, thiếu nhi, thiếu niên, và cho các lực sĩ thể thao. Một chế độ ăn chay được định nghĩa là không bao gồm thịt (kể cả thịt của loại sinh vật có cánh bay) hoặc hải sản, hoặc sản phẩm có chứa những loại thực phẩm này".

Bài viết này đánh giá các dữ liệu hiện tại liên quan đến những chất dinh dưỡng quan trọng cho người ăn chay bao gồm chất đạm (protein), chất béo (n-3 fatty acid), sắt, kẽm, iốt, canxi, vitamin D và B-12. Một chế độ ăn chay có thể thỏa mãn các khuyến nghị hiện hành đối với tất cả các chất dinh dưỡng. Trong một số trường hợp, thuốc bổ sung hoặc thực phẩm có pha trộn vitamin có thể cung cấp một lượng hữu ích của các chất dinh dưỡng quan trọng.

Một đánh giá dựa trên bằng chứng cho thấy chế độ ăn chay có thể có đầy đủ chất dinh dưỡng trong thai kỳ và kết quả cho biết rất tốt cho sức khỏe của cả bà mẹ và trẻ sơ sinh.

Kết quả của một khảo cứu dựa trên các bằng chứng cho thấy rằng một chế độ ăn chay có liên quan với việc giảm nguy cơ tử vong do bệnh tim. Ăn chay có khả năng giảm cholesterol, làm huyết áp thấp hơn, và có tỷ lệ áp xuất huyết và tiểu đường loại 2 thấp hơn tỷ lệ của những người không ăn chay. Hơn nữa, chỉ số BMI *Body Mass Index* của những người ăn chay có khuynh hướng thấp hơn và có tỷ lệ ung thư thấp hơn so với tổng thể. Các tính năng của một chế độ ăn chay có thể làm giảm nguy cơ các bệnh mãn tính bao gồm hấp thu ít chất béo bão hòa và cholesterol và hấp thu cao hơn các thứ trái cây, rau, ngũ cốc nguyên hạt, các loại hạt, sản phẩm đậu nành, chất xơ và chất phytochemical.

Sự thay đổi cách ăn uống trong số những người ăn chay làm cho sự đánh gía cá nhân về một chế độ ăn chay được đầy đủ và cần thiết. Ngoài việc đánh giá đầy đủ chế độ ăn uống, các chuyên gia thực phẩm và dinh dưỡng cũng có thể đóng vai trò quan trọng trong việc hướng dẫn người ăn chay về các nguồn dinh dưỡng cụ thể, mua thực phẩm và chuẩn bị bữa ăn, cùng là sửa đổi chế độ ăn uống sao cho phù hợp với nhu cầu của họ."

(Tâm Diệu chuyển ngữ)

Nguồn: J Am Diet Assoc. 2009 Jul;109(7):1266-82. (Tạp chí của *Hiệp Hội Dinh Dưỡng Hoa Kỳ* số 109 tháng 7 năm 2009)

Nguyên bản Anh Ngữ:

Position of the American Dietetic Association: vegetarian diets.

Craig WJ, Mangels AR; American Dietetic Association.

Source: J Am Diet Assoc. 2009 Jul;109(7):1266-82. (Tạp chí của Hiệp Hội Dinh Dưỡng Hoa Kỳ số 109 tháng 7 năm 2009) Andrews University, Berrien Springs, MI, USA.

http://www.ncbi.nlm.nih.gov/pubmed/19562864

Abstract

It is the position of the American Dietetic Association that appropriately planned vegetarian diets, including total vegetarian or vegan diets, are healthful, nutritionally adequate, and may provide health benefits in the prevention and treatment of certain diseases. Well-planned vegetarian diets are appropriate for individuals during all stages of the life cycle, including pregnancy, lactation, infancy, childhood, and adolescence, and for athletes. A vegetarian diet is defined as one that does not include meat (including fowl) or seafood, or products containing those foods.

This article reviews the current data related to key nutrients for vegetarians including protein, n-3 fatty acids, iron, zinc, iodine, calcium, and vitamins D and B-12. A vegetarian diet can meet current recommendations for all of these nutrients. In some cases, supplements or fortified foods can provide useful amounts of important nutrients.

An evidence- based review showed that vegetarian diets can be nutritionally adequate in pregnancy and result in positive maternal and infant health outcomes. The results of an evidence-based review showed that a vegetarian diet is associated with a lower risk of death from ischemic heart disease.

Vegetarians also appear to have lower low-density lipoprotein cholesterol levels, lower blood pressure, and lower rates of hypertension and type 2 diabetes than nonvegetarians. Furthermore, vegetarians tend to have a lower body mass index and lower overall cancer rates. Features of a vegetarian diet that may reduce risk of chronic disease include lower intakes of saturated fat and cholesterol and higher intakes of fruits, vegetables, whole grains, nuts, soy products, fiber, and phytochemicals.

The variability of dietary practices among vegetarians makes individual assessment of dietary adequacy essential. In addition to assessing dietary adequacy, food and nutrition professionals can also play key roles in educating vegetarians about sources of specific nutrients, food purchase and preparation, and dietary modifications to meet their needs.

15

THÔNG TIN MỚI NHẤT VỀ DINH DƯỠNG DÀNH CHO CÁC BÁC SỸ:

CÁC CHẾ ĐỘ ĂN DỰA TRÊN THỰC PHẨM CÓ NGUỒN GỐC TỪ THỰC VẬT

Tóm Tắt

Mục đích của bài viết này là để trình bày với các bác sỹ một bản cập nhật (thông tin mới nhất) về các chế độ ăn uống dựa trên thực phẩm có nguồn gốc từ thực vật.

Những mối quan tâm về việc gia tăng chi phí chăm sóc sức khỏe được nói đến trên toàn quốc, thậm chí là những lối sống không lành mạnh đang góp phần vào việc lan rộng bệnh béo phì, bệnh đái tháo đường và bệnh tim mạch.

Vì những lý do này, các bác sỹ đang tìm kiếm các phương thức can thiệp hiệu quả vừa ít tốn kém chi phí lại vừa cải thiện được kết quả sức khỏe đưa đến việc giúp đỡ các bệnh nhân của họ áp dụng một lối sống lành mạnh hơn.

Chế độ ăn uống lành mạnh có thể đạt được tốt nhất bằng một chế độ ăn uống dựa trên thực phẩm có nguồn gốc từ thực vật mà chúng ta định nghĩa là một chế độ ăn khuyến khích toàn bộ thức ăn dựa trên thực phẩm có nguồn gốc từ thực vật và không khuyến khích ăn thịt, các sản phẩm bơ sữa, và trứng cũng như các thực phẩm tinh lọc và chế biến. Chúng tôi trình bày một trường hợp nghiên cứu làm ví dụ về những lợi ích tiềm năng cho sức khỏe của chế độ dinh dưỡng đó. Nghiên cứu cho thấy rằng các chế độ ăn dựa trên thực phẩm có nguồn gốc từ thực vật có hiệu quả kinh tế (cost-effective), có nguy cơ thấp về sự can dự mà có thể làm giảm chỉ số béo của cơ thể BMI (body mass index), huyết áp, hàm lượng đường trong máu HbA_{1C} và cholesterol. Các chế độ ăn uống đó cũng có thể làm giảm số lượng thuốc cần thiết để điều trị các bệnh mãn tính và làm giảm tỷ lệ tử vong do bệnh tim. Các bác sỹ nên xem xét đề xuất một chế độ ăn uống dựa trên thực phẩm có nguồn gốc từ thực vật cho tất cả các bệnh nhân, đặc biệt là những bệnh nhân có huyết áp cao, mắc bệnh đái tháo đường, bệnh tim mạch hoặc bệnh béo phì.

Giới thiệu

Trong cuộn phim tài liệu của HBO *The Weight of the Nation* có lưu ý rằng nếu bạn ăn sao cũng được tại Hoa Kỳ thì cuối cùng bạn sẽ trở nên béo phì.[1]Năm 2011, Witters có báo cáo rằng tại một số khu vực trong nước tỷ lệ béo phì là 39% và sẽ tăng lên ở mức 5% mỗi năm.[2] Nguy cơ bệnh béo phì, bệnh đái tháo đường, bệnh tăng huyết áp và bệnh tim mạch cùng với các biến chứng xảy ra sau đó (ví dụ các vấn đề hành vi sức khỏe và chất lượng cuộc sống) thường đi chung với nhau và liên kết rõ rệt đến lối sống, đặc biệt việc chọn lựa chế độ ăn.[3] Về tất cả các chế độ ăn được khuyến nghị trong vài thập kỷ qua nhằm thay đổi xu hướngbệnh tật mãn tính này, chế độ tốt nhất nhưng có lẽ là ít thông thường nhất có thể là các chế độ ăn dựa trên thực phẩm có nguồn gốc từ thực vật.

Mặc dù cơ thể khỏe mạnh là chứng cứ có lợi cho các chế độ ăn dựa trên thực phẩm có nguồn gốc từ thực vật, kể cả các nghiên cứu cho thấy công chúng tự nguyện nắm bắt các chế độ ăn dựa trên thực phẩm có nguồn gốc từ thực vật, nhiều bác sỹ hiện nay không nhấn mạnh đến tầm quan trọng của các chế độ ăn dựa trên thực phẩm có nguồn gốc từ thực vật là phương phápđiều trị đầu tiên cho các bệnh mãn tính.[4] Việc này có thể là vì do thiếu sự hiểu biết về các chế độ ăn này hoặc là thiếu các nguồn giáo dục cho bệnh nhân.

Các hướng dẫn chế độ ăn uống cấp quốc gia về việc sống tích cực và ăn uống lành mạnh có sẵn tại www.ChooseMyPlate.gov. Một dĩa thức ăn lành mạnh điển hình là 1/2 thực phẩm có nguồn gốc từ thực vật (rau quả không có tinh bột), 1/4 thực phẩm nguyên hạt hoặc thực phẩm tinh bột không chế biến và 1/4 protein nạc.

Mục đích của bài viết này là xem lại chứng cứ hỗ trợ chế độ ăn dựa trên thực phẩm có nguồn gốc từ thực vật và cung cấp bản hướng dẫn để giới thiệu các chế độ ăn đó cho bệnh nhân. Chúng ta bắt đầu bằng một nghiên cứu trường hợp (case study) và kết luận bằng việc xem lại tài liệu.

Nghiên Cứu Trường Hợp

Một người đàn ông 63 tuổi có tiền sử cao huyết áp đã phàn nàn với bác gia đình của ông ấy về việc mệt mỏi, buồn nôn và chuột rút. Kết quả xét nghiệm đường máu ngẫu nhiên là 524mg/dL và HbA$_{1C}$ (*trị số trung bình của đường trong máu*) là 11,1%. Bệnh nhân được chẩn đoán bệnh đái tháo đường loại 2. Cholesterol toàn phần của ông ấy là 283 mg/dL, huyết áp là 132/66 mmHg và chỉ số cơ thể (BMI) là 25kg/m^2. Ông ấy đã dùng lisinopril, 40 mg mỗi ngày; hydrochlorothiazide, 50 mg mỗi ngày; amlodipine, 5 mg mỗi ngày; và atorvastatin, 20 mg mỗi ngày. Bác sỹ đã kê toa cho ông ấy metformin, 1000 mg hai lần mỗi ngày ; glipizide, 5 mg mỗi ngày; và 10 đơn vị insulin bán chậm (insulin NPH) lúc đi ngủ. Bác sỹ cũng đã kê toa cho ông ấy một chế độ ăn dựa trên thực phẩm có nguồn gốc từ thực vật, ít muối, loại bỏ tất cả các sản phẩm động vật và đường tinh chế đồng thời hạn chế bánh mì, gạo, khoai tây và bánh làm từ bắp hoặc lúa mạch với trứng chỉ dùng một lần mỗi ngày. Bác sỹ đã khuyên ông ấy dùng rau quả không có tinh bột, rau đậu và các loại đậu không hạn chế, bổ sung thêm 2oz (khoảng 28,35 mg) quả hạch và hạt mỗi ngày. Bác sỹ cũng đã yêu cầu ông ấy bắt đầu tập thể dục 15 phút hai lần một ngày.

Bệnh nhân đã gặp bác sỹ gia đình hàng tháng tại phòng khám chăm sóc sức khỏe. Qua thời gian 16 tuần, bác sỹ quan sát thấy có cải thiện đáng kể khi đo kết quả sinh trắc học. Bác sỹ đã cho ông ấy bỏ hẳn amlodipine, hydrochlorothiazide, glipizide, và insulin NPH. Huyết áp theo dõi vẫn dưới 125/60 mmHg, hbA$_{1C}$ trở nên tốt hơn ở mức 6,3% và chosleslerol toàn phần trở nên tốt hơn 138 mg/dL. Bác sỹ cho giảm dần lisinopril xuống 5 mg mỗi ngày và bệnh đái tháo đường của ông ấy được kiểm soát chỉ với một loại metformin, 1000 mg hai lần mỗi ngày.

Định Nghĩa Các Chế Độ Ăn Dựa Trên Thực Phẩm Có Nguồn Gốc Từ Thực Vật

Trường hợp được trình bày trên là một ví dụ gây ấn tượng sâu sắc về hiệu quả mà một chế độ ăn dựa trên thực phẩm có nguồn gốc từ thực vật có thể có các kết quả sinh trắc học như sơ lược về huyết áp, bệnh đái tháo đường và lipid. Việc HbA$_{1C}$ giảm từ 11,1% xuống 6,3% trong vòng 3 tháng là tốt hơn nhiều so với mong đợi bằng đơn trị liệu với metformin hoặc tập thể dụchàng ngày. Việc huyết áp được quan sát có cải thiện tốt hơn trong khoảng thời gian 4 tháng bằng vài loại thuốc cũng hiếm khi gặp phải và có khả năng liên quan đến chế độ ăn giảm muối và tránh dùng thịt đỏ. Vì bệnh nhân không bị béo phì và không sụt cân nhiều với chế độ ăn này, các cải thiện tốt hơn gây ấn tượng sâu sắc dường như liên quan đến chất lượng chế độ ăn mới của ông ấy.

Một chế độ ăn lành mạnh dựa trên thực phẩm có nguồn gốc từ thực vật nhằm mục đích **tăng tối đa tiêu thụ thức ăn thực vật có đầy đủ dinh dưỡng trong khi giảm đến mức tối thiểu các thực phẩm chế biến, dầu và thực phẩm động vật** (bao gồm sản phẩm bơ sữa và trứng). Chế độ ăn này khuyến khích ăn nhiều rau (nấu hoặc ăn sống), trái cây, đậu, đậu hà lan, đậu lăng, đậu nành, cùng với hạt và quả hạch (với số lượng ít hơn) và nói chung ít chất béo. Các đề xuấthàng đầu trong lĩnh vực có các ý kiến thay đổi về thành phần có trong chế độ ăn tối ưu dựa trênthực phẩm có nguồn gốc từ thực vật. Phương pháp ăn kiêng Ornish và các phương pháp khác khuyến nghị cho phép các sản phẩm động vật như lòng trắng trứng và sữa không chất béo (*skim milk)* với số lượng ít để lành bịnh.[10,11] Esselstyn, người hướng dẫn chương trình phòng ngừa bệnh tim mạch và làm lành bịnh tại *Cleveland Clinic Wellness Institute*, khuyến nghị việc tránh hoàn toàn tất cả các sản phẩm có nguồn gốc từ động vật cũng như đậu nành và quả hạch, đặc biệt nếu có bịnh động mạch vành nghiêm trọng.[12]

Bất chấp các khác biệt không đáng kể này, có chứng cứ rằng chế độ ăn dựa trên thực phẩm có nguồn gốc từ thực vật được xác định rộng rãi có lợi ích đáng kể cho sức khỏe.

Các bạn nên lưu ý rằng thuật ngữ **có *nguồn gốc từ thực vật*** đôi khi được sử dụng có thể thay đổi cho nhau giữa ***ăn chay có uống sữa và ăn trứng* hoặc *ăn chay thuần.*** Chế độ ăn chay có uống sữa và ăn trứng hoặc ăn chay thuần được chấp nhận vì các lý do đạo đức hoặc tín ngưỡng có thể lành mạnh hoặc không lành mạnh. Như thế biết được các định nghĩa cụ thể về các chế độ ăn liên quan và tìm hiểu chắc chắn các chi tiết về chế độ ăn của bệnh nhân quan trọng hơn là đưa ra nhận định về việc chế độ ăn đó lành mạnh thế nào. Dưới đây là nội dung tóm tắt về các chế độ ăn điển hình hạn chế các sản phẩm động vật. Điểm phân biệt chủ yếu là mặc dù hầu hết các chế độ ăn này được xác định bằng thành phần loại bỏ trong chế độ ăn, chế độ ăn dựa trên thực phẩm có nguồn gốc từ thực vật được xác định bằng thành phần có trong chế độ ăn.

Ăn chay thuần (vegan or total vegetarian - ăn chay hoàn toàn): Loại bỏ tất cả các sản phẩm động vật, đặc biệt là thịt, hải sản, gia cầm, trứng và các sản phẩm bơ sữa. Không cần phải dùng thực phẩm nguyên sơ (whole food) hoặc hạn chế chất béo hoặc đường tinh chế.

Ăn chay thuần, thực phẩm chưa nấu chín (vegan, raw food): Các thực phẩm loại bỏ như ăn chay thuần và loại bỏ tất cả các thức ăn nấu ở nhiệt độ lớn hơn 118°F.

Ăn chay có uống sữa (Lacto-vegetarian): Loại bỏ trứng, thịt, hải sản và gia cầm và có dùng các sản phẩm bơ sữa.

Ăn chay có ăn trứng (Ovo-vegetarian): Loại bỏ thịt, hải sản, gia cầm và sản phẩm bơ sữa và có dùng trứng.

Ăn chay có uống sữa - ăn trứng (Lacto-ovo vegetarian): Loại bỏ thịt, hải sản và gia cầm và có dùng trứng và sản phẩm bơ sữa.

Chế độ ăn kiểu Địa Trung Hải (Mediterranean): Tương tự chế độ ăn thực phẩm nguyên sơ, dựa trên thực phẩm có nguồn gốc từ thực vật nhưng cho phép một lượng nhỏ gà, sản phẩm bơ sữa, trứng và thịt đỏ một lần hoặc hai lần mỗi tháng. Khuyến khích dùng cá và dầu ôliu. Không hạn chế chất béo.

Thực nguyên sơ, có nguồn gốc từ thực vật, ít chất béo (Whole-foods, plant-based, low-fat): Khuyến khích ăn thực phẩm có nguồn gốc từ thực vật dưới hình thức nguyên sơ (whole foods), đặc biệt rau quả, trái cây, rau đậu và hạt và quả hạch (với số lượng ít hơn). Để có lợi ích tối đa cho sức khỏe, chế độ ăn này hạn chế các sản phẩm động vật. Nói chung hạn chế toàn bộ chất béo.

Lợi Ích Của Chế Độ Ăn Dựa Trên Thực Phẩm Có Nguồn Gốc Từ Thực Vật

Mục đích chế độ ăn của chúng ta phải làm cho sức khỏe chúng ta tốt hơn. Trong mục này, chúng ta sẽ xem lại tài liệu cho các bài quan trọng chứng minh lợi ích của chế độ ăn dựa trên thực phẩm có nguồn gốc từ thực vật. Việc xem lại của chúng ta bao gồm các nghiên cứu hiện tại bao gồm các chế độ ăn chay thuần, ăn chay có uống sữa và ăn trứng (ăn chay không thuần) và ăn chay kiểu Địa Trung Hải.

Bệnh Béo Phì

Năm 2006, sau khi xem lại dữ liệu từ 87 nghiên cứu đã xuất bản, các tác giả Berkow và Barnard đã báo cáo trong *Nutrition Reviews* là một chế độ ăn chay thuần (vegan) hoặc ăn chay có uống sữa và ăn trứng (vegetarian) có hiệu quả cao cho việc giảm cân. Các tác giả cũng đã phát hiện rằng dân cư ăn chay có uống sữa và ăn trứng (vegetarian) có tỷ lệ bệnh tim, cao huyết áp, đái tháo đường và béo phì thấp hơn. Ngoài ra, việc xem lại của các tác giả đề nghị là việc giảm cân ở những người ăn chay có uống sữa và ăn trứng (vegetarian) không phụ thuộc vào việc tập thể dục và xảy ra ở tỷ lệ khoảng 1 pound mỗi tuần. Các tác giả đã phát biểu thêm rằng chế độ ăn chay thuần đốt cháy nhiều calo hơn sau bữa ăn, tương phản với các chế độ ăn chay có uống sữa và ăn trứng (vegetarian) có thể đốt cháy ít calo hơn vì thức ăn được lưu giữ dưới dạng chất béo.[13]

Farmer và những người khác đề nghị các chế độ ăn chay có uống sữa và ăn trứng (vegetarian) có thể tốt hơn cho việc quản lý cân nặng và có thể có dinh dưỡng nhiều hơn các chế độ ăn có thịt. Trong nghiên cứu của các tác giả này, họ cho thấy những người ăn chay có uống sữa và ăn trứng (vegetarian) mảnh khảnh hơn các đối tác khảo sát của họ có ăn thịt. Những người ăn chay có uống sữa và ăn trứng (vegetarian) cũng đã được phát hiện dùng nhiều Magiê, Kali, Sắt, Vitamin B1, Vitamin B2, folate và các vitamin và ít chất béo toàn phần hơn. Các tác giả kết luận rằng các chế độ ăn chay có uống sữa và ăn trứng (vegetarian) là đầy đủ dinh dưỡng và có thể được khuyến nghị cho việc quản lý cân nặng mà không làm tổn hại đến chất lượng bữa ăn.[14]

Năm 2009, Wang và Beysoun đã phân tích dữ liệu điển hình quốc gia được thu thập trong Khảo Sát Kiểm Tra Sức Khỏe và Dinh Dưỡng Quốc Gia 1999–2004. Mục đích nghiên cứu của các tác giả là phân tích các liên kết giữa việc dùng thịt và bệnh béo phì. Dùng sự suy giảm theo chiều dài và lôgíc phân tích, các tác giả đã cho thấy có một sự liên kết giữa việc dùng thịt và bệnh béo phì .[15]

Các bộ phận Điều Tra Triển Vọng Châu Âu Oxford về Ung Thư và Dinh Dưỡng đã đánh giá các thay đổi về cân nặng và BMI trong thời gian năm năm ở nam nữ ăn thịt, ăn cá, ăn chay có uống sữa và ăn trứng (vegetarian) và ăn chay thuần tại Vương Quốc Anh. Trong năm năm nghiên cứu, đạt được cân nặng trung bình hàng năm là thấp nhất trong số những người đã thay đổi chế độ ăn có chứa thực phẩm động vật ít hơn. Nghiên cứu cũng đã báo cáo một sự khác biệt đáng kể về chỉ số BMI được điều chỉnh theo tuổi tác, với những người ăn thịt có chỉ số BMI cao nhất và những người ăn chay thuần có chỉ số thấp nhất.[16] Các kết quả tương tự đã được Adventist Health Study báo cáo.[17]

Theo Sabaté và Wien, "Các nghiên cứu về dịch tễ học cho thấy chế độ ăn chay có uống sữa và ăn trứng (vegetarian) đi cùng với chỉ số BMI thấp hơn và béo phì ở người lớn và trẻ em ít phổ biến hơn. Một phân tích tổng hợp các nghiên cứu về chế độ ăn chay có uống sữa và ăn trứng (vegetarian) ở người lớn ước tính một sự khác biệt về cân nặng giảm 7,6kg đối với nam giới và 3,3kg đối với phụ nữ, dẫn đến chỉ số BMI thấp hơn 2 điểm. Tương tự, so sánh với những người không ăn chay, trẻ em ăn chay có uống sữa và ăn trứng (vegetarian) gầy hơn và sự khác biệt chỉ số BMI của họ trở nên lớn hơn ở tuổi dậy thì.

Các nghiên cứu khảo sát nguy cơ thừa cân và các nhóm thực phẩm và các kiểu chế độ ăn cho thấy dường như chế độ ăn dựa trên thực phẩm có nguồn gốc từ thực vật là một sự tiếp cận có thể nhận ra để phòng ngừa bệnh béo phì ở trẻ em. Các chế độ ăn dựa trên thực phẩm có nguồn gốc từ thực vật có tỷ trọng năng lượng thấp và đường hỗn hợp, chất xơ và nước cao có thể tăng cảm giác no và tiêu thụ năng lượng lúc nghỉ."[18] Các tác giả kết luận rằng nên khuyến khích các kiểu chế độ ăn dựa trên thực phẩm có nguồn gốc từ thực vật để có sức khỏe tốt nhất.

Bệnh đái tháo đường (Bệnh tiểu đường)

Các chế độ ăn dựa trên thực phẩm có nguồn gốc từ thực vật có thể đưa ra một sự thuận lợi cho những người không dựa vào thực phẩm có nguồn gốc từ thực vật đối với sự ngăn ngừa và quản lý bệnh đái tháo đường. Các Adventist Health Study đã phát hiện những người ăn chay có uống sữa và ăn trứng (vegetarian) có khoảng 50% nguy cơ phát triển bệnh đái tháo đường như những người không ăn chay.[19] Năm 2008, Vang và một số người khác đã báo cáo rằng những người không ăn chay có 74% có khả năng phát triển bệnh đái tháo đường trong một thời gian 17 năm hơn là những người ăn chay có uống sữa và ăn trứng (vegetarian). Năm 2009, một nghiên cứu với hơn 60,000 nam nữ đã phát hiện bệnh đái tháo đường phổ biến ở những người theo chế độ ăn chay thuần là 2,9%, so với 7,6% những người không ăn chay.[17]

Một chế độ ăn dựa trên thực phẩm có nguồn gốc từ thực vật, ít chất béo. không có thịt hoặc ít thịt có thể giúp ngăn ngừa và điều trị bệnh đái tháo đường, có thể bằng cách cải thiện độ nhạy cảm của insulin và làm giảm đề kháng insulin.

Barnard và một số người khác đã báo cáo năm 2006 các kết quả một thử nghiệm lâm sàng ngẫu nhiên so sánh chế độ ăn chay thuần, ít chất béo và chế độ ăn dựa theo các hướng dẫn của Hiệp Hội Đái Tháo Đường Hoa Kỳ. Người theo chế độ ăn chay thuần, ít chất béo đã giảm mức HbA$_{1C}$ của họ 1,23 điểm, so với 0,38 điểm cho những người theo chế độ ăn của Hiệp Hội Đái Tháo Đường Hoa Kỳ. Ngoài ra, 43% người theo chế độ ăn chay thuần, ít chất béo có thể giảm thuốc, so với 26% những người theo chế độ ăn của Hiệp Hội Đái Tháo Đường Hoa Kỳ.[18]

Bệnh Tim

Trong Thử Nghiệm Thay Đổi Lối Sống Trong Bệnh Tim (Lifestyle Heart Trial), Ornish đã phát hiện 82% bệnh nhân được chẩn đoán mắc bệnh tim theo chương trình của ông ấy đã có một số mức giảm xơ vữa động mạch Những thay đổi toàn diện về lối sống hình như là chất xúc tác đã dẫn đến sự suy giảm ngay cả bệnh xơ vữa mạch vành nghiêm trọng chỉ sau 1 năm. Trong chế độ ăn uống dựa trên thực phẩm có nguồn gốc từ thực vật của ông ấy, 10% calo từ chất béo, 15% đến 20% từ protein và 70 đến 75% từ carbohydrate và cholesterol được hạn chế 5mg mỗi ngày.

Lý thú là 53% của nhóm kiểm soát đã có tiến triển xơ vữa động mạch. Sau 5 năm, chứng hẹp trong nhóm thử nghiệm đã giảm từ 37,8% xuống 34,7% (một sự cải thiện tương đối là 7,9%). Nhóm kiểm soát đã trải qua một tiến triển hẹp từ 46,1% lên 57,9% (nặng hơn tương đối 27,7%). Lipoprotein tỷ trọng thấp đã giảm 40% vào thời điểm 1 năm và được duy trì ở mức 20% ít hơn đường cơ bản sau 5 năm. Những sụt giảm này tương tự với các kết quả đạt được có dùng thuốc làm giảm lipid.[10,11]

Trong *Lyon Diet Heart Study*, một thử nghiệm ngăn ngừa thứ hai ngẫu nhiên về sau, de Lorgeril đã phát hiện nhóm can thiệp (vào thời điểm 27 tháng) đã giảm 73% các sự kiện mạch vành và giảm 70% trong tất cả các nguyên nhân gây tử vong. Chế độ ăn kiểu Địa Trung Hải của nhóm can thiệp có nhiều thực phẩm từ thực vật, rau quả, trái cây và cá hơn là thịt. Bơ và kem đã được thay thế bằng bơ thực vật dầu cải. Dầu cải và dầu ôliu là các chất béo duy nhất được khuyến nghị.[22]

Năm 1998, một phân tích có cộng tác sử dụng dữ liệu gốc từ 5 nghiên cứu tương lai được xem lại và báo cáo trong tờ nhật báo *Public Health Nutrition.* Phân tích đã so sánh tỷ lệ tử vong cụ thể do bệnh tim thiếu máu của những người ăn chay có uống sữa và ăn trứng (vegetarian) và những người không ăn chay. Những người ăn chay có uống sữa và ăn trứng (vegetarian) giảm tỷ lệ tử vong do bệnh tim thiếu máu 24% so với những người không ăn chay.[23] Nguy cơ bệnh tim thiếu máu thấp hơn có thể liên quan đến mức cholesterol thấp hơn ở những người ăn ít thịt hơn.[24]

Mặc dù chế độ ăn chay có uống sữa và ăn trứng (vegetarian) đi kèm với nguy cơ thấp hơn của nhiều bệnh mãn tính, các loại ăn chay có uống sữa và ăn trứng (vegetarian) khác nhau không thể có trải qua kết quả sức khỏe giống nhau. Điều chủ yếu là tập trung ăn một chế độ ăn lành mạnh, không chỉ là chế độ ăn chay thuần hoặc ăn chay có uống sữa và ăn trứng (vegetarian).[25]

Cao huyết áp

Năm 2010, Ủy Ban Tư Vấn Hướng Dẫn Chế Độ Ăn Uống đã thực hiện việc xem lại tài liệu nhằm xác định các bài viết nghiên cứu hiệu quả của các kiểu chế độ ăn đối với huyết áp ở người lớn. Chế độ ăn chay có uống sữa và ăn trứng (vegetarian) đi kèm với huyết áp tâm thu và huyết áp tâm trương đều thấp hơn.[26] Mỗi cuộc thử nghiệm chéo ngẫu nhiên đã phát hiện rằng chế độ ăn của người Nhật (ít muối và có nguồn gốc từ thực vật) đã làm giảm đáng kể huyết áp tâm thu.[27]

Tỷ Lệ Tử Vong

Ủy Ban Tư Vấn Hướng Dẫn Chế Độ Ăn Uống cũng đã thực hiện việc xem lại tài liệu năm 2010 nhằm xác định hiệu quả của chế độ ăn dựa trên thực phẩm có nguồn gốc từ thực vật đối với bệnh đột quỵ, bệnh tim mạch, và toàn bộ tỷ lệ tử vong ở người lớn. Họ đã phát hiện rằng chế độ ăn dựa trên thực phẩm có nguồn gốc từ thực vật đi kèm với việc giảm nguy cơ bệnh tim mạch và tỷ lệ tử vong so với các chế độ ăn không dựa trên thực phẩm có nguồn gốc từ thực vật.[26]

Lợi ích của các chế độ ăn dựa trên thực phẩm có nguồn gốc từ thực vật đối với tỷ lệ tử vongtrước tiên có thể do bởi việc giảm tiêu thụ thịt đỏ.[28] Nhiều nghiên cứu đã ghi nhận các lợi íchủa việc tránh tiêu thụ quá mức thịt đỏ, đi kèm với giảm nguy cơ tỷ lệ tử vong do tất cả các nguyên nhân và giảm nguy cơ tỷ lệ tử vong do tim mạch.[29] Việc tiêu thụ ít thịt đi kèm với việc kéo dài tuổi thọ.[30]

In 2012, Huang và những người khác đã thực hiện một phân tích tổng hợp nhằm điều tra tỷ lệ tử vong do bệnh tim mạch trong số những người ăn chay có uống sữa và ăn trứng (vegetarian) và người không ăn chay. Họ chỉ đưa vào các nghiên cứu báo cáo các nguy cơ tương đối và tương xứng

95% khoảng tin cậy. Bảy nghiên cứu có tổng cộng 124.706 người tham gia đã được phân tích. .Những người ăn chay có uống sữa và ăn trứng (vegetarian) có tỷ lệ tử vong do bệnh tim thiếu máu thấp hơn 29% so với những người không ăn chay.[31].

Các Mối Quan Tâm Y Tế về Chế Độ Ăn Dựa Trên Thực Phẩm Có Nguồn Gốc Từ Thực Vật

Protein

Nói chung, bệnh nhân theo một chế độ ăn dựa trên thực phẩm có nguồn gốc từ thực vật không có rủi ro thiếu hụt protein. Protein được hình thành từ các amino acid. Một số amino acid được gọi là các amino acid thiết yếu mà cơ thể không thể tổng hợp được và phải nhận từ thức ăn. Các amino acid thiết yếu được tìm thấy trong thịt, sản phẩm bơ sữa và trứng cũng như nhiều thực phẩm có nguồn gốc từ thực vật như hạt diêm mạch (hạt quinoa). Các amino acid thiết yếu cũng có thể nhận được bằng cách ăn phối hợp một số các thực phẩm có nguồn gốc từ thực vật. Một số ví dụ có gạo lứt với các loại đậu và hummus với pita lúa mì nguyên cám. Do đó, một chế độ ăn dựa trên thực phẩm có nguồn gốc từ thực vật cân đối tốt sẽ cung cấp số lượng amino acid thiết yếu phù hợp và ngăn ngừa sự thiếu hụt protein.[33]

Đậu nành và các thực phẩm làm từ đậu nành là các nguồn protein tốt và có thể giúp làm giảm mức lipoprotein tỷ trọng thấp trong máu [34] và giảm nguy cơ gãy xương hông [35] và một số bệnh ung thư.

Các chế độ ăn chay có uống sữa và ăn trứng (vegetarian) đi kèm với huyết áp tâm thu và tâm trương thấp hơn...

Một nghiên cứu trong tờ *Journal of the American Medical Association [36]* đã báo cáo rằng phụ nữ mắc bịnh ung thư vú thường xuyên dùng các sản phẩm đậu nành có nguy cơ tái phát ung thư vú thấp hơn 32% và nguy cơ tử vong giảm đi 29% so với phụ nữ dùng ít hoặc không dùng đậu nành.[36] Một phân tích 14 nghiên cứu, đã công bố trong tờ *American Journal of Clinical Nutrition*, đã cho thấy việc tăng tiêu thụ đậu nành dẫn đến giảm 26% nguy cơ ung thư tiền liệt tuyến.[37]

Vì những mối quan tâm đối với bản chất estrogen của sản phẩm đậu nành, phụ nữ có tiền sửung thư vú nên trao đổi ý kiến với các bác sỹ ung thư về các thực phẩm đậu nành. Ngoài ra, chất thay thế thịt có nguồn gốc từ đậu nành được chế biến quá mức thường có protein đậu nành tách ra cao và các thành phần khác không thể có lợi cho sức khỏe như các sản phẩm đậu nành được chế biến ít hơn (ví dụ tào hủ, bánh đậu nành (tempeh) và sữa đậu nành).

Sắt

Thức ăn có nguồn gốc từ thực vật có sắt, nhưng sắt trong thực vật có khả năng sinh học thấp hơn sắt có trong thịt. Thực phẩm có nguồn gốc từ thực vật giàu sắt gồm có đậu tây, đậu đen, đậu nành, cải bó xôi, nho khô, hạt điều, yến mạch, cải bắp và nước cà chua. Dự trữ sắt có thể thấp hơn ở những người theo chế độ ăn dựa trên thực phẩm có nguồn gốc từ thực vật và tiêu thụ ít hoặc không tiêu thụ sản phẩm động vật. Tuy nhiên, Hiệp Hội Đái Tháo Đường Hoa Kỳ công bố rằng thiếu máu thiết sắt là hiếm ngay cả ở những người theo chế độ ăn dựa trên thực phẩm có nguồn gốc từ thực vật [39]

Vitamin B_{12}

Vitamin B_{12} cần cho việc tạo máu và phân chia tế bào. Thiếu hụt vitamin B_{12} là một vấn đề rất nghiêm trọng và có thể dẫn đến thiếu máu hồng cầu to và tổn hại thần kinh không thể hồi phụcđược. Vitamin B_{12} do vi khuẩn tạo ra chứ không phải thực vật hay động vật tao ra. Những người theo chế độ ăn dựa trên thực phẩm có nguồn gốc từ thực vật không có sản phẩm động vật có thể bị thiếu hụt B_{12} và cần bổ sung vào chế độ ăn của họ bằng vitamin B_{12} hoặc thực phẩmtăng cường vitamin B_{12}.

Calcium và Vitamin D

Việc tiêu thụ canxi có thể phù hợp trong một chế độ ăn cân đối, được lên kế hoạch cẩn thận, dựa trên thực phẩm có nguồn gốc từ thực vật. Những người không ăn thực phẩm thực vật có hàm lượng canxi cao có thể có nguy cơ giảm khoáng hóa xương và gãy xương. Tuy nhiên, các nghiên cứu đã cho thấy nguy cơ gãy xương là tương tự đối với người ăn chay có uống sữa và ăn trứng (ăn chay không thuần) và người không ăn chay. Điều quan trọng cho sức khỏe của xương là tiêu thụ canxi phù hợp mà dường như không tương ứng với các sở thích ăn uống. Một số nguồn canxi đáng kể bao gồm tàu hủ, mù tạt và cải củ turnip, cải thìa và cải xoăn. Rau bina (cải bó xôi) và một số thực vật khác có canxi, mặt dù nhiều nhưng có oxalate vào do đó kém hấp thu.

Thiếu hụt Vitamine D là thông thường trong toàn bộ dân cư. Các sản phẩm có nguồn gốc từ thực vật như sữa đậu nành và hạt ngũ cốc có thể tăng cường để cung cấp nguồn Vitamin D phù hợp. Các nguồn bổ sung được khuyến nghị cho những người có nguy cơ tỷ trọng chất khoáng trong xương thấp và cho những người được phát hiện thiếu hụt vitamin D.

Acid Béo

Các acid béo thiết yếu là những acid béo mà con người phải tiêu thụ để tốt cho sức khỏe vì cơ thể chúng ta không tổng hợp được chúng. Chỉ có hai loại acid béo như thế được biết đến: acid linoleic (acid béo omega-6) và acid alpha-linoleic (acid béo omega-3). Ba loại acid béo khác chỉ cần thiết tùy theo điều kiện: acid palmitoleic (acid béo không bảo hòa đơn), acid lauric (acid béo bảo hòa) và acid gamma-linolenic (acid béo omega-6). Sự thiếu hụt các acid béo thiết yếu có thể biểu hiện như các bất thường da, tóc và móng.

Các acid béo mà người ăn chay thuần có khả năng thiếu hụt nhất là các chất béo omega-3 (các chất béo n-3). Các tiêu thụ dạng thực vật có chất béo omega-3, acid alpha-linolenic cũng thấp ở những người ăn chay thuần. Việc tiêu thụ đầy đủ các chất béo n-3 đi kèm với giảm xảy ra bệnh tim và đột quy. Các bác sỹ nên nhấn mạnh các loại thực phẩm có nguồn chất béo n-3 tốt. Các chất béo đó có trong hạt lanh, dầu hạt lanh, quả óc chó và dầu cải.

Kết Luận

Một chế độ ăn lành mạnh dựa trên thực phẩm có nguồn gốc từ thực vật cần lập kế hoạch, nhãn đọc được và sự rèn luyện. Các khuyến nghị cho bệnh nhân muốn theo một chế độ ăn dựa trênthực phẩm có nguồn gốc từ thực vật có thể bao gồm việc ăn nhiều loại trái cây và rau quả có thể có các loại đậu, rau củ, hạt, quả hạnh và thực phẩm nguyên hạt và tránh hoặc giới hạn các sản phẩm động vật, chất béo bổ sung, dầu và các chất đường tinh chế hoặc chế biến. Những lợi íchchính cho những bệnh nhân quyết định bắt đầu một chế độ ăn dựa trên thực phẩm có nguồn gốc từ thực vật là khả năng giảm số thuốc họ dùng điều trị nhiều tình trạng mãn tính khác nhau, giảm cân nặng cơ thể, giảm nguy cơ ung thư và giảm nguy cơ tử vong do bệnh tim thiếu máu.

Một chế độ ăn dựa trên thực phẩm có nguồn gốc từ thực vật không phải là một chương trình hoặc được cả hoặc mất hết, mà là đáp ứng nhu cầu cách sống cho mỗi cá nhân. Đặc biệt chế độ ăn đó có thể có lợi cho những người mắc bệnh béo phì, bệnh đái tháo đường Loại 2, cao huyết áp, rối loạn lipid hoặc bệnh tim mạch. Các lợi ích được ghi nhận sẽ liên quan đến mức tuân thủ và lượng thực phẩm động vật được tiêu thụ. Các hình thức chế độ ăn dựa trên thực phẩm có nguồn gốc từ thực vật nghiêm ngặt có ít hoặc không có sản phẩm động vật có thể cần cho những người có bệnh không thể giải phẫu được hoặc bệnh động mạch vành nghiêm trọng. Bác sỹ có thể kê toa chế độ ăn dựa trên thực phẩm có nguồn gốc từ thực vật, ít muối cho những người cao huyết áp hoặc tiền sử gia đình có bệnh động mạch vành hay đột quỵ. Bệnh nhân bị béo phì và mắc bệnh đái tháo đường sẽ có lợi từ một chế độ ăn dựa trên thực phẩm có nguồn gốc từ thực vật có số lượng trái cây và rau quả vừa phải và sản phẩm động vật ít chất béo ít nhất. Béo phì nghiêm trọng có thể cần tư vấn và quản lý ban đầu bằng một chế độ ăn ít calo hoặc chế độ ăn rất ít calo và sự giám sát của đội ngũ bác sỹ. Bệnh nhân mắc bệnh thận có thể cần một chế độ ăn dựa trên thực phẩm có nguồn gốc từ thực vật với các hạn chế đặc biệt, ví dụ trái cây và rau quả nhiều Kali và Phốt pho. Cuối cùng, bệnh nhân mắc bệnh tuyến giáp sẽ cần cẩn thận khi dùng thực phẩm có nguồn gốc thực vật là goitrogen vừa phải như đậu nành, rau quả họ cải chưa nấu chín, khoai lang và bắp. Bác sỹ phải thông báo cho các bệnh nhân này biết việc nấu các loại rau này làm cho các goitrogen không hoạt động.

Bác sỹ phải tán thành việc đã đến lúc tách khỏi các thuật ngữ như ăn chay thuần (vegan) và ăn chay có uống sữa và ăn trứng (vegetarian) và bắt đầu nói về việc ăn thực phẩm có nguồn gốc từ thực vật, lành mạnh, nguyên hạt (chủ yếu trái cây và rau quả) và giảm tối thiểu việc dùng thịt, trứng và các sản phẩm bơ sữa. Phải thông báo cho bác sỹ về các khái niệm này nên họ có thể hướng dẫn cho nhân viên và bệnh nhân.

Một chuyên gia về dinh dưỡng có đăng ký phải là một phần của đội ngũ chăm sóc sức khỏe lập ra một chế độ ăn dựa trên thực phẩm có nguồn gốc từ thực vật cho các bệnh nhân mắc bệnh mãn tính, đặc biệt nếu có liên quan đến nhiều loại thuốc. Tùy thuộc vào các điều kiện cơ bản, bệnh nhân mắc bệnh mãn tính dùng nhiều loại thuốc cần được theo dõi chặt chẽ mức đường máu thấp, huyết áp thấp hoặc sụt cân nhanh. Nếu những việc này xảy ra, bác sỹ có thể cần phải điều chỉnh thuốc. Trong một số trường hợp như trường hợp được trình bày tại đây, cần loại bỏ hoàn toàn một số loại thuốc. Mặc dù nguy cơ thiếu hụt có thể thấp nhưng đội ngũ chăm sóc sức khỏe cần biết rằng một bệnh nhân tích cực tận tụy theo một chế độ ăn dựa trên thực phẩm có nguồn gốc từ thực vật nghiêm ngặt có thể cần theo dõi sự thiếu hụt một số chất dinh dưỡng như được tóm tắt trên đây.

Mục đích của bài này là giúp các bác sỹ hiểu được các lợi ích tiềm năng của chế độ ăn dựa trên thực phẩm có nguồn gốc từ thực vật, cuối cùng cùng nhau làm việc để tạo ra một sự thay đổi trong xã hội đối với dinh dưỡng dựa trên thực phẩm có nguồn gốc từ thực vật. Ít nhất có chứng cứ về chất lượng vừa phải từ tài liệu là các chế độ ăn dựa trên thực phẩm có nguồn gốc từ thực vật đi kèm với việc giảm cân đáng kể và giảm nguy cơ bệnh tim mạch và tỷ lệ tử vong khi so sánh với các chế độ ăn không dựa trên thực phẩm có nguồn gốc từ thực vật. Các dữ liệu này đề nghị các chế độ ăn dựa trên thực phẩm có nguồn gốc từ thực vật có thể là một giải pháp thực tế nhằm ngăn ngừa và điều trị các bệnh mãn tính.

Cần nghiên cứu thêm để tìm các cách làm cho các chế độ ăn dựa trên thực phẩm có nguồn gốc từ thực vật bình thường mới cho các bệnh nhân và nhân viên của chúng ta. Chúng ta không thể chữa được các bệnh mãn tính nhưng chúng ta có thể có khả năng ngăn ngừa và kiểm soát các bệnh mãn tính đó bằng cách thay đổi cách thức ăn uống. Với sự giáo dục và theo dõi cho việc tuân thủ triệt để, chúng ta có thể làm cho kết quả sức khỏe trở nên tốt hơn. Các mẫu gia đình và các đồng nghiệp khác, những người có thể không sẵn lòng hỗ trợ nỗ lực của những người đang cố gắng thay đổi là một thách thức cần phải vượt qua.

Chúng ta nên mời đồng nghiệp của chúng ta, bệnh nhân và gia đình bệnh nhân chia sẻ cho một quá trình ra quyết định nhằm mục đích chấp nhận một chế độ ăn dựa trên thực phẩm có nguồn gốc từ thực vật và một chương trình tập thể dục thường xuyên. Chúng ta nên mời các đội chăm sóc sức khỏe hoàn tất khóa học về ăn uống lành mạnh và sống tích cực. Chúng ta nên khuyến khích nhân viên am hiểu về dinh dưỡng dựa trên thực phẩm có nguồn gốc từ thực vật. Cuối cùng, chúng ta nên khuyến khích việc thực hiện-hướng đến kết quả có thể đo lường được, có thể bao gồm:

1. tỷ lệ phần trăm bác sỹ đã hoàn tất khóa học về dinh dưỡng có trao đổi ý kiến về lợi ích của một chế độ ăn dựa trên thực phẩm có nguồn gốc từ thực vật và tập thể dục;

2. tỷ lệ phần trăm các bệnh viện, quán cà phê của chúng ta và các bác sỹ của chúng ta và các cơ sở hội họp của các bác sỹ phục vụ bữa ăn phù hợp với chế độ ăn dựa trên thực phẩm có nguồn gốc từ thực vật;

3. tỷ lệ phần trăm bệnh nhân trên danh sách của bác sỹ bị béo phì và đã hoàn tất khóa học về quản lý cân nặng và dinh dưỡng có nhấn mạnh đến một chế độ ăn dựa trên thực phẩm có nguồn gốc từ thực vật; và

4. tỷ lệ phần trăm bệnh nhân trên danh sách của bác sỹ mắc bệnh cao huyết áp, bệnh béo phì, cholesterol cao hoặc bệnh tim mạch đã hoàn tất khóa học về dinh dưỡng có nhấn mạnh đến một chế độ ăn dựa trên thực phẩm có nguồn gốc từ thực vật.

Thường thì bác sỹ phớt lờ đi các lợi ích tiềm năng về chế độ dinh dưỡng tốt và nhanh chóng kê toa thuốc thay vì cho bệnh nhân một cơ hội để điều chỉnh bệnh của họ thông qua việc ăn uốnglành mạnh và sống tích cực. Nếu chúng ta phải hạ thấp dịch bệnh béo phì và giảm biến chứngbệnh mãn tính, chúng ta phải xem xét việc thay đổi về tư duy văn hóa từ "sống để mà ăn" thành "ăn để mà sống." Tương lai của việc chăm sóc sức khỏe sẽ liên quan đến tiến triển tới mô hình tập trung vào việc ngăn ngừa và điều trị bệnh, không phải là thuốc hay thủ tục phẫu thuật mà là việc phục vụ trái cây và rau quả khác đi.

Tác Giả bài viết:
Philip J Tuso, *MD*
Regional Co-Lead for the Complete Care
Program of the Southern California Permanente
Medical Group and the National Physician Lead
for the Care Management Institute's Total Health

Program. E-mail: gro.pk@osut.j.pillihp.

Mohamed H Ismail, MD

Physician at the Riverside Medical Center in CA. E-mail: gro.pk@liamsi.h.demahom.

Benjamin P Ha, MD

Associate Area Medical Director for Family Medicine at the Bakersfield Medical Center in CA. E-mail: gro.pk@ah.p.nimajneb.

Carole Bartolotto, MA, RD

Senior Consultant for Regional Health Education for the Southern California Permanente Medical Group. E-mail: gro.pk@ottolotrab.a.elorac.

Dịch gỉa:
Tường Anh Xuan Ha
Legal Translator Mobile phone: 0903033880 - 0903872296 Skype: Lam Ha 64

Nguồn: Perm J. 2013 Spring; 17(2): 61–66. doi: 10.7812/TPP/12-085
http://www.ncbi.nlm.nih.gov/pmc/articles/PMC3 662288/

16

NGHIÊN CỨU MỚI
VỀ SỰ LIÊN HỆ GIỮA VIỆC TIÊU THỤ
ĐẬU NÀNH VỚI BỆNH UNG THƯ VÚ

Một nghiên cứu mới từ Viện Đại học Tufts đã phát hiện ra rằng việc tiêu thụ đậu nành có thể liên quan đến kết quả tốt hơn ở những bệnh nhân ung thư vú.

Lời ban biên tập: Trường Khoa Học Dinh Dưỡng Friedman School of Nutrition Science and Policy thuộc University of Tufts là một trong top 10 trường đại học danh tiếng về dinh dưỡng. Công trình nghiên cứu về đậu nành dưới đây đã được thực hiện bởi nhóm các nhà khoa học bao gồm bác sĩ y khoa và tiến sĩ dinh dưỡng học và điều quan trọng hơn hết là được tài trợ bởi chính phủ như bộ y tế sức khoẻ, các viện quốc gia chuyên nghành về tim mạch và ung thư (hoàn toàn không có ngân khoản bảo trợ bởi các đại công ty như đậu nành hay đại công ty thực phẩm thịt)

(UPI) Nghiên cứu mới nhất của Viện Đại học Tufts đã bác bỏ giả thuyết cho rằng việc tiêu thụ đậu nành làm tăng mức estrogen và có thể dẫn đến ung thư vú ở phụ nữ.

Trong quá khứ, đã có những tranh luận về việc nên hay không nên ăn đậu nành vì mối quan tâm đến estrogen có thể làm gia tăng nguy cơ ung thư vú,một căn bệnh ung thư phổ biến nhất với thụ thể estrogen dương tính (estrogen receptor-positive breast cancer).

Isoflavone - thành phần của đậu nành có tính chất estrogen - đã làm chậm sự phát triển của tế bào ung thư vú trong các nghiên cứu ở phòng thí nghiệm, và các phân tích dịch tễ học ở phụ nữ miền Đông Á bị ung thư vú đã phát hiện mối liên hệ giữa lượng isoflavone cao hơn và giảm tỷ lệ tử vong. Tuy nhiên, các nghiên cứu khác đã gợi ý rằng các tác dụng giống estrogen của các isoflavone có thể làm giảm hiệu quả của các liệu pháp hormone (còn gọi là nội tiết tố hay kích thích tố) được sử dụng để điều trị ung thư vú ", Tiến sĩ Fang Fang Zhang, thuộc Trường Khoa Học Dinh Dưỡng Friedman thuộc Viện Đại học Tufts cho biết theo một thông cáo báo chí của trường.

"Do sự chênh lệch này nên vẫn chưa rõ liệu có nên khuyến khích hoặc tránh sử dụng chất isoflavone cho bệnh nhân ung thư vú", ông nói.

Isoflavone có tính chất chống oxy hoá, chống viêm, chống các tác động gây ức chế và các ảnh hưởng khác có thể ảnh hưởng đến sự sống còn và tăng trưởng của khối u ung thư.

Các nhà nghiên cứu đã kiểm tra mối quan hệ giữa lượng isoflavone trong đậu nành và tử vong từ bất kỳ nguyên nhân nào trong 6.355 phụ nữ Mỹ và Canada mắc bệnh ung thư vú trong giai đoạn chín năm.

Kết quả cho thấy những phụ nữ bị ung thư vú, những người tiêu thụ một lượng lớn isoflavone, có nguy cơ tử vong thấp hơn 21 phần trăm so với những phụ nữ tiêu thụ một lượng nhỏ. Sự sụt giảm này chủ yếu được tìm thấy ở những phụ nữ có dạng ung thư vú thụ thể không nhận dạng hóc môn và những người không được điều trị bằng liệu pháp chống estrogen. Nghiên cứu cho thấy không có sự liên quan giữa mức uống isoflavone cao và tỷ lệ tử vong cao hơn ở phụ nữ sử dụng thuốc điều trị bằng nội tiết tố. (hormonal therapy).

"Dựa trên kết quả của chúng tôi, chúng tôi không

thấy tác động bất lợi của việc ăn uống đậu nành ở những phụ nữ được điều trị bằng nội tiết tố", Zhang nói. "Đối với phụ nữ có ung thư vú ung thư thụ thể kích thích tố, các sản phẩm thực phẩm từ đậu nành có thể có tác dụng bảo vệ. Phụ nữ không được điều trị nội tiết tố như là một liệu pháp điều trị ung thư vú của họ có một liên kết yếu hơn, nhưng vẫn có ý nghĩa thống kê".

Bản nghiên cứu được công bố tại: published in the journal Cancer.
Biên tập bản tin:
http://www.upi.com/Health_News/
Các tác giả công trình nghiên cứu:
Fang Fang Zhang MD, PhD,
Danielle E. Haslam MS,
Mary Beth Terry PhD,
Julia A. Knight PhD,
Irene L. Andrulis PhD,
Mary B. Daly MD, PhD,
Saundra S. Buys MD,
Esther M. John PhD
First published: 6 March 2017 Full publication history
Bài viết bởi Amy Wallace | 6 tháng 3 năm 2017
Tâm Linh chuyển ngữ 3/7/2017

Chú thích của người dịch:

Liệu pháp kích thích tố hay còn gọi Liệu pháp Hormon (hormone therapy) nhằm ngăn chặn sự tăng trưởng của ung thư vú thụ thể kích thích tố dương tính (hormone receptor-positive) Liệu pháp sử dụng một hoặc nhiều kích thích tố nữ, estrogen và progestin, đôi khi là testosterone, để điều trị các triệu chứng của thời kỳ mãn kinh.

Thuốc nội tiết là thuốc có chứa hormon. Hormon là những chất sinh học được bài tiết bởi các tuyến nội tiết trong cơ thể, trực tiếp vào máu rồi được chuyên chở đến các cơ quan để điều hòa hoạt động của các cơ quan này.

Về tác giả

Tâm Diệu, pháp danh, Cư sĩ Phật giáo, sinh năm 1943 tại Việt Nam, là Chủ biên website Phật giáo Thư Viện Hoa Sen & Nhà xuất bản Ananda Viet Foundation. Hiện đang định cư tại bang California, Hoa Kỳ.

Các sách đã xuất bản:

● Thực Phẩm Rau Đậu Qua Lăng Kính Khoa Học, Nxb Văn Nghệ, California 1997

● Quan Điểm Của Đạo Phật về Ăn Chay, Nxb Phương Đông 2010

● Đậu Nành Nguồn Dinh Dưỡng Tuyệt Hảo, Nxb Phương Đông 2010

● Dinh Dưỡng Ngăn Ngừa Bệnh Tật Nxb Hoa Sen 2005

● Cẩm Nang Cư Sĩ, Nxb Phương Đông 2008

● Phật Pháp Trong Đời Sống, Nxb Hồng Đức 2014